守护健康——北大护理健康科普系列丛书
丛书主编　侯淑肖　万巧琴

透析患者典型案例分析与运动指导

主　编　王　颖
副主编　马迎春　芦丽霞　崔　莉　梁俊卿
核心专家组成员（按姓名汉语拼音排序）
　　　　曹立云　崔　莉　甘良英　梁俊卿　芦丽霞　罗　莉
　　　　马迎春　孟　利　苏春燕　王　琰　王　颖　武　蓓
　　　　许　莹　于重燕　于海艳　赵慧萍　朱　丽　左　力
顾　问　左　力
编　委（按姓名汉语拼音排序）

曹立云（北京大学第一医院）	任明磊（青岛大学附属医院）
楚新新（北京大学人民医院）	孙　超（中国康复研究中心北京博爱医院）
崔　莉（青岛大学附属医院）	王艳婷（青岛大学附属医院）
杜艳丽（腾冲市人民医院）	王　颖（北京大学人民医院）
范晓波（青岛大学附属医院）	王朕玉（北京大学第一医院）
梁俊卿（北京大学人民医院）	武　蓓（北京大学人民医院）
芦丽霞（北京大学人民医院）	于重燕（北京大学第一医院）
罗　莉（北京大学国际医院）	于海艳（中国康复研究中心北京博爱医院）
马迎春（中国康复研究中心北京博爱医院）	张丽丽（青岛大学附属医院）
门春翠（北京大学人民医院）	张玮琳（北京大学人民医院）
孟　利（北京大学第一医院）	赵敬娜（北京大学国际医院）
乔　婕（北京大学人民医院）	周建浩（北京大学第一医院）

北京大学医学出版社

TOUXI HUANZHE DIANXING ANLI FENXI YU YUNDONG ZHIDAO

图书在版编目（CIP）数据
　　透析患者典型案例分析与运动指导 / 王颖主编 .
-- 北京 ： 北京大学医学出版社，2025.6. -- ISBN 978-7
-5659-3421-6
　　Ⅰ. R473.6
　　中国国家版本馆 CIP 数据核字第 20253LX735 号

科技人才与平台计划｜云南省左力专家工作站
项目编号：202305AF150203

透析患者典型案例分析与运动指导

主　　编：	王　颖
出版发行：	北京大学医学出版社
地　　址：	（100191）北京市海淀区学院路 38 号　北京大学医学部院内
电　　话：	发行部 010-82802230；图书邮购 010-82802495
网　　址：	http://www.pumpress.com.cn
E-mail：	booksale@bjmu.edu.cn
印　　刷：	北京信彩瑞禾印刷厂
经　　销：	新华书店
责任编辑：赵　欣　　责任校对：靳新强　　责任印制：李　啸	
开　　本：850 mm×1168 mm　1/16　　印张：8.25　　字数：234 千字	
版　　次：2025 年 6 月第 1 版　2025 年 6 月第 1 次印刷	
书　　号：ISBN 978-7-5659-3421-6	
定　　价：39.00 元	

版权所有，违者必究
（凡属质量问题请与本社发行部联系退换）

丛 书 序

人民健康是民族昌盛和国家富强的重要标志，健康中国行动是实施健康中国战略的"路线图"和"施工图"，不仅要从政府的角度提出政策措施，还要对社会和公众提出合理的健康建议，把健康中国战略的理念和要求融入公众日常生活的方方面面。为传递健康知识，普及健康生活方式，提升公众健康照顾技能，助推健康中国战略目标的实现，发挥一流医学院校服务社会的重要职能，以专业力量服务公众健康需求，由北京大学护理学院和各附属医院组成的护理专家团队在为社会大众提供专业护理服务的同时，致力于将健康科普带到千家万户，为人民健康保驾护航。把我们工作中积累的护理专业知识以科普的形式介绍给公众，帮助大家更好地认识健康和疾病，提升全民健康素养，共同构筑健康的第一道防线，是我们创作"守护健康——北大护理健康科普系列丛书"的初衷。

本丛书（第一辑）包含8个分册，涉及居民自我健康管理、常见慢病自我照护、心理健康自我管理、老年常见急症居家应急管理、肺康复指导、透析患者健康指导、关节置换术居家康复等方面，涵盖健康、亚健康和疾病康复期等不同阶段，读者可以根据自身需要进行选择。本丛书内容编排兼顾医学科普的科学性和通俗性，图文并茂，并附有演示视频，力求科学严谨又不失生动有趣，不仅传播健康照护知识，还非常注重内容的可操作性，读者可以随时将书中所学应用到实际生活当中，具有很强的实用性。

每个人都是自己健康的第一责任人，积极主动地获取健康信息，养成健康的生活方式，提升健康照护的能力，是居民健康素养的重要内容。希望社会公众通过本丛书的学习，不仅增加健康照护知识和技能，也减少因为不了解带来的焦虑，在维护自身和家人健康的过程中多一份淡定与智慧，更好地配合医护人员共同呵护健康。

本丛书也适合广大护理人员和护理专业学生阅读,对他们将来的临床工作会有很多的启发和帮助。

本丛书有幸得到北京大学护理学院教材建设和研究项目的资助,从而得以顺利出版,在此表达我们诚挚的谢意!

祝愿每一个人都与健康常伴!

前 言

透析患者的运动方式和强度不同于健康人。健康人可耐受的运动强度范围比较大，适度的运动不但可增强肌肉力量、骨骼强度、关节稳定性，而且能增强心肺功能，但过度运动可能导致运动系统损伤，例如骨折或肌肉、韧带撕裂，过高的运动强度甚至可诱发急性心脑血管事件，严重的还可能导致死亡。对健康人如此，对透析患者更甚。依赖透析的患者因存在诸多病理生理异常，导致他们可耐受的运动强度下降。例如，因为骨病导致可耐受的抗阻运动强度低于健康人，过高的强度可能导致骨折；由于肌肉容积减少和薄弱，比健康人更易发生肌肉和韧带的撕裂；由于贫血导致组织供氧不足、活动耐力下降；由于冠状动脉病变，运动过程中更易发生急性心肌梗死；由于动脉壁损伤，运动过程中更易发生脑血管事件。

透析患者饮食需要严格限制，但又不能过度。对于健康人，良好的饮食习惯可延缓脏器衰老过程，是长寿的秘诀之一；而不良饮食习惯不但可导致消化系统损伤，还会加速器官老化过程。依赖透析的患者，由于肾几乎无功能，靠透析来替代肾的排泄功能，而无论血液透析还是腹膜透析，仅能替代肾排泄功能的一小部分，所以依赖透析的患者的饮食必须严格限制，以免代谢废物蓄积带来急性事件或慢性事件。例如，高钾血症可导致心律失常，严重时可导致患者死亡；高磷血症可导致瘙痒，长时间的高磷血症可导致软组织钙化、血管钙化，容易发生心脑血管事件。但饮食限制不能过度，否则可能导致蛋白质或能量摄入不足，从而出现身体虚弱、抵抗力低下。

血液透析或腹膜透析患者是一群依赖透析存活的患者，他们必须把透析过程看作生活的一部分，而且是必须完成的一部分，就像对待吃饭、做家务一样，用平静的心情去接纳不得不透析的事实。实际上，透析患者心理异常十分常见，而健康人很难设身处地从他们的角度来理解他们的内心活动。因为腹腔内大多数时间存有大量腹透液，而且数小时就需要更换一次透析袋，所以腹膜透析患者的情况更特殊一些，例如他们更容易患腹膜炎、便秘，运动方式要考虑到腹透液的存在等。

透析患者如何安排自己的日常生活？如何运动？如何饮食？如何克服心理障碍？现在有不少书籍介绍相应知识。这些书籍的普遍局限性是，理论性、说教性很强，实际操作性相对来说比较弱，对透析患者来说阅读起来就不那么容易。

《透析患者典型案例分析与运动指导》是数家从事血液透析一线临床工作的优秀护理团队的作品。他们在日常工作中积累了丰富的经典案例，希望患者通过这些真实的经典案例来充实自己这方面的知识，这弥补了既往那些著作的缺乏案例的不足。

这本书适合接受血液净化治疗的透析患者阅读，也适合年轻的肾脏科医生和血液透析从业护士阅读，希望他们能从中获益。

左 力

目 录

第一章 新入透析患者膳食案例分析及健康指导

第一节 一例新入血液透析患者的膳食分析及健康指导 –001

第二节 一例新入腹膜透析患者的膳食分析及健康指导 –009

第三节 一例血液透析联合腹膜透析患者的膳食及健康指导 –015

小结 –027

第二章 透析患者典型案例健康指导

第一节 一例糖尿病血液透析患者膳食分析及健康指导 –028

第二节 一例合并冠心病、焦虑症状的血液透析患者的护理 –036

第三节 一例腹膜透析相关性腹膜炎患者案例分析及健康指导 –043

第四节 腹膜透析患者发生便秘案例分析及健康指导 –052

第五节 一例妊娠期维持性血液透析患者的容量调整 –063

第三章 透析患者运动处方案例指导

第一节 一例透析患者透析间期的运动指导 –072

第二节 一例血液透析患者透析中卧位体操的指导 –079

第三节 一例老年维持性血液透析合并肌少症患者运动处方指导 –089

第四节 一例血液透析患者预防跌倒发生的营养和运动训练计划 –099

第五节 一例肥胖血液透析患者的膳食分析及运动指导 –107

第六节 一例维持性血液透析患者冠状动脉旁路移植术后的运动康复管理 –117

小结 –123

视频：血液透析中卧位体操演示

视频：一体化便秘治疗操演示

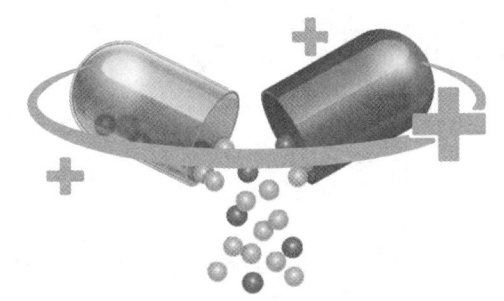

第一章

新入透析患者膳食案例分析及健康指导

第一节　一例新入血液透析患者的膳食分析及健康指导

【摘要】本案例通过调查一位新入血液透析（简称新入血透）的患者饮食及健康现状，结合实验室检查指标，分析当前存在的问题，提出改善方案。该患者新入血透期间，存在贫血、低蛋白血症、容量负荷过重等临床问题，通过分析患者的饮食记录和生活习惯，发现患者还存在轻度焦虑抑郁。护士就贫血、低蛋白血症的危害、用药、饮食、血管通路、生活起居、跌倒预防、如何正确测量体重、心理护理等相关知识进行逐一指导，使患者理解治疗意义，治疗依从性显著提高，治疗后的获益使患者焦虑抑郁症状也有了明显的改善。

【关键词】新入血液透析患者；健康指导

一、病例简介

（一）现病史

患者男性，73岁，10年前（2013年）发现尿蛋白阳性，伴双下肢水肿；5年前血肌酐升高，伴全身皮肤瘙痒及双下肢凹陷性水肿，实验室检查提示血清白蛋白下降，肾小球滤过率降低，间断应用激素、护肾等治疗，血肌酐缓慢升高，于2023年3月14日开始行血液透析。

患者既往有高血压病史30余年，规律服用硝苯地平控释片等药物治疗，平素血压波动在（130～150）/（60～90）mmHg。否认药物及呼吸道过敏史。生活规律，无不良健康生活习惯，有吸烟史50年，每天10支左右，社交性饮酒。无冶游史，无性病史。

患者的透析通路史：14个月前行右侧前臂自体动静脉内瘘成形术，并于2023年3月14日首次穿刺使用，至今无血管通路并发症。

（二）透析主诉及病情变化

1.主诉：透析后身体疲乏。

2.近1个月（2023年3月）透析前、后血压变化：血液透析治疗上机前波动在（130～150）/（60～90）mmHg，下机后波动在（120～150）/（60～90）mmHg。

3.患者近1个月超滤量（图1-1-1）

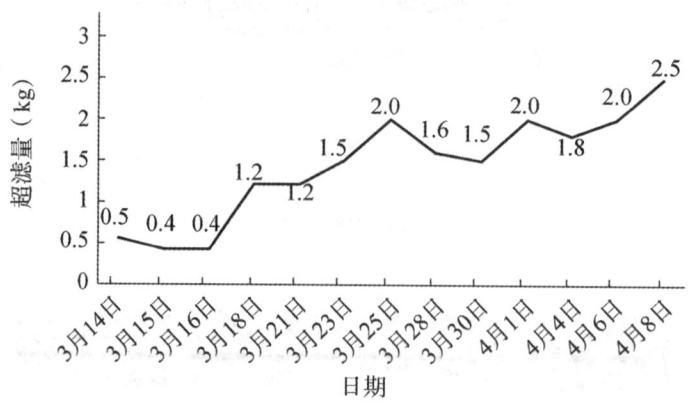

图1-1-1 患者2023年3月超滤量

4.睡眠状态：睡眠不佳，晨起精神差；有午睡习惯，时长1~1.5 h；夜间睡眠需要服用艾司唑仑30 min后入睡，睡眠间断，通常22:30—23:00入睡，起夜3~4次，平均夜间睡眠时长约5 h。

5.二便情况：24 h尿量1000~1500 ml；大便不规律，大多数时间服用通便胶囊，保持每天1~2次大便，正常形态。

（三）体格检查

体温36.4 ℃，脉搏72次/分，呼吸16次/分，血压153/72 mmHg，身高169 cm，体重60 kg。

神清语利，全身浅表淋巴结未及肿大。心、肺、腹部查体未见异常。颜面部及双下肢水肿。

血管通路物理检查 视诊：皮肤清洁，无红肿、渗血及破损表现，吻合口愈合良好，双侧肩颈、胸壁、颜面部无红肿及浅表血管扩张。触诊：吻合口及瘘体震颤良好，无异常增强、减弱或消失；瘘体血管壁弹性良好，可触及震颤，无搏动增强或减弱、消失。听诊：可闻及内瘘血管杂音弥漫、连续、低调，收缩期/舒张期均存在。举臂试验（-），搏动增强试验（-）。经超声测定肱动脉流量812 ml/min，穿刺区域血管内径>5.0 mm，距皮深度<6 mm。

（四）实验室检查（表1-1-1）

表1-1-1 患者3月14日血生化指标

日期	血红蛋白（g/L）	白蛋白（g/L）	甘油三酯（mmol/L）	低密度脂蛋白胆固醇（mmol/L）	校正钙（mmol/L）	磷（mmol/L）	钾（mmol/L）	尿酸（μmol/L）
3月14日	93↓	34.5↓	0.66	0.79↓	2.38↑	1.59↑	3.16↓	351
日期	T-CO$_2$（mmol/L）	CRP（mg/L）	iPTH（pg/ml）	Kt/V	URR（%）	铁蛋白（ng/ml）	转铁蛋白饱和度（%）	NT-proBNP（pg/ml）
3月14日	28.8	2.08	51↓	1.62	74.8	184↓	49.6	11113.0↑

注：T-CO$_2$：总二氧化碳；CRP：C反应蛋白；iPTH：全段甲状旁腺激素；Kt/V：周尿素清除指数；URR：尿素下降率；NT-proBNP：N末端脑钠肽前体。

（五）诊断

慢性肾病 5 期
  慢性肾小球肾炎
  维持性血液透析
  肾性贫血
  低白蛋白血症
  高磷血症
  低钾血症
高血压

（六）透析治疗方案

规律透析：血液透析（hemodialysis，HD）：3 次 / 周；血流速度：180~250 ml/min，透析液流速 300~500 ml/min；透析液处方：钠 138 mmol/L、钙 1.5 mmol/L、钾 3.0 mmol/L、碳酸氢根 35 mmol/L；抗凝方案：肝素注射液首剂 20 mg，透析时静脉注射，追加肝素 5 mg/h；提前 30 min 停用；静脉药物：左卡尼汀 1.0 g，3 次 / 周，透析后静脉注射；蔗糖铁 0.1 g，1 次 / 周，透析中静脉输注。口服药物列于表 1-1-2。

表 1-1-2　患者口服药物列表

药物作用	名称	剂量	用法
降压	硝苯地平控释片	30 mg	1 次 / 日
磷结合剂	碳酸钙	500 mg	3 次 / 日（嚼服）
纠正贫血	罗沙司他	100 mg	3 次 / 周
降血脂	阿托伐他汀钙片	10 mg	1 次 / 日
抗血小板聚集	拜阿司匹林肠溶片	100 mg	1 次 / 日
纠正酸中毒	碳酸氢钠片	1 g	3 次 / 日
利尿	呋塞米	40 mg	2 次 / 日
改善睡眠	艾司唑仑	3 mg	1 次 / 晚

二、营养评估

（一）人体测量

身高 169 cm，体重 60 kg，BMI 21 kg/m^2（正常）。上臂围 18 cm（中度减少）；肱三头肌皮褶厚度 7 mm（皮下脂肪轻度减少）；上臂肌围 20 cm（肌肉量中度减少）；握力 22.6 kg。人体成分分析（body composition monitor，BCM）生物电阻抗法：水负荷（overhydration，OH）+6.6 L。

（二）营养评分

主观综合营养评分（subjective global assessment，SGA）：轻中度营养不良（B）；简易机体功能评价（short physical performance battery，SPPB）：9 分（正常）；营养不良-炎症评分（malnutrition-inflammation score，MIS）：11 分（中度营养不良）（图 1-1-2）。

营养不良炎症评分（MIS）				
	0	1	2	3
1. 患者的相关病史				
（1）干体重在过去的3~6个月总的变化	干体重没有减少或体重丢失<0.5kg	体重丢失≥0.5kg，但<1kg	体重丢失≥1kg，但<5%体重	体重丢失>5%体重
（2）膳食摄入	食欲很好，膳食模式没有改变	固体食物摄入欠佳	饮食中度减少，完全流质饮食	低能量流质饮食，甚至饥饿
（3）胃肠道症状能力	没有症状，食欲良好	轻微的症状，偶有恶心或呕吐	有时呕吐，中度的胃肠道症状	频繁腹泻、呕吐或严重的厌食症
（4）营养相关功能损害	正常，功能能力良好	偶尔步行困难，经常感到疲意	独立活动困难（如去厕所）	卧床或轮椅，或几乎没有身体活动能力
（5）并发疾病和透析年限	透析时间<1年，无其他疾病	透析时间1~4年，轻度并发症（不包括MCC）	透析时间>4年，中度其他疾病（包括1种MCC）	任何严重疾病或多种慢性病（2种及以上MCC）
2. 身体测量（根据SGA的资料）				
（6）脂肪存量减少或皮下脂肪减少 眼球部下方、三头肌、二头肌、胸部	正常（没有变化）	轻度	中度	重度
（7）肌肉消耗迹象 太阳穴、锁骨、肩胛骨、肋骨、股四头肌、膝关节、骨间肌	正常（没有变化）	轻度	中度	重度
（8）体重指数 BMI（kg/m²）	BMI>20	BMI：19~19.99	BMI：16~18.99	BMI<16
3. 实验室数据				
（9）血清白蛋白	≥4.0g/dl	3.5~3.9g/dl	3.0~3.4g/dl	<3.0g/dl
（10）血清TIBC或血清TRF	TIBC≥250mg/dl或TRF>200mg/dl	TIBC200~249mg/dl或TRF170~199mg/dl	TIBC150~199mg/dl或TRF150~169mg/dl	TIBC<150mg/dl或TRF<150mg/dl

图 1-1-2 营养不良-炎症评分（MIS）（截图）

MCC：多种慢性病（multiple chronic condition），包括充血性心力衰竭Ⅲ级或Ⅳ级、晚期获得性免疫缺陷综合征、严重冠心病、中度至重度慢性阻塞性肺疾病、严重的神经系统后遗症、转移性肿瘤或近期化疗等；TIBC：总铁结合力（total iron binding capacity）；TRF：转铁蛋白（transferrin）

（三）膳食调查

进入透析后，对患者进行3日膳食调查（表1-1-3）。

表1-1-3 3日膳食称重记录单

第1天（非透析日）		第2天（透析日）		第3天（周末）	
食物	食物的量（g）	食物	食物的量（g）	食物	食物的量（g）
早餐		早餐		早餐	
巧克力派3块	100	巧克力派3块	100	小米粥	350
		鸡蛋	100	鸡蛋	100
午餐		午餐		午餐	
面条（富强粉，煮）	200	巧克力	2	面条	60
猪肉	60			猪肉	60
圆白菜	60			白菜	60
小米粥	250			牛肉	100
晚餐		晚餐		晚餐	
面（富强粉，煮）	80	面条	60	牛肉	50
猪肉	40	猪肉	60	鸡蛋	50
圆白菜	40	白菜	60	烙饼（标准粉）	150
牛奶	250	土豆	50	鸡蛋	25

（续表）

第1天（非透析日）		第2天（透析日）		第3天（周末）	
食物	食物的量（g）	食物	食物的量（g）	食物	食物的量（g）
晚餐		晚餐		晚餐	
		茄子	50	西红柿	25
		柿子椒	50		
		猪肉	100		
油脂（花生油）：30 g　盐：5 g 酱油：10 ml		油脂（花生油）：30 g　盐：5 g 酱油：10 ml		油脂（花生油）：10 g　盐：5 g 酱油：10 ml	

以下由医师/护士计算后填写：

第1天

能量 1564.2 kcal	蛋白质 41.62 g	优质蛋白 13.2 g	碳水化合物 169.35 g	脂肪 80.89 g
钙 367.5 mg	磷 705.4 mg	钾 810.7 mg	钠 2855.07 mg	水 822.3 ml

第2天

能量 2051.72 kcal	蛋白质 59.31 g	优质蛋白 33.92 g	碳水化合物 214.59 g	脂肪 110.08 g
钙 709.82 mg	磷 1067.88 mg	钾 2286.58 mg	钠 3186.12 mg	水 376.23 ml

第3天

能量 1386.05 kcal	蛋白质 79.46 g	优质蛋白 52.57 g	碳水化合物 134.33 g	脂肪 60.38 g
钙 232 mg	磷 1049.45 mg	钾 980.85 mg	钠 5125.01 mg	水 767.76 ml

注：食谱计算采用开同食谱计算器。

三、心理、跌倒评估

焦虑自评量表（self-rating anxiety scale，SAS）：57分（存在焦虑症状）；抑郁自评量表（self-rating depression scale，SDS）：56分（存在抑郁症状）；跌倒评分：15分（零跌倒风险）。

四、健康教育问题

（一）焦虑、抑郁

患者属于内外混合，被动、紧张、依赖型人格特征，饮食和生活作息行为依赖子女主观意见，由于刚进入透析，因生活方式改变、角色转变等而存在焦虑、抑郁情绪。

（二）容量负荷过重

患者新进入透析，虽然尿量每日1000～1500 ml，但容量控制仍然较差，仍存在较重的容量负荷。

（三）知识缺乏

知道自己的疾病及部分诊断，但对血液透析相关知识缺乏，如对饮食注意事项、血管通路的维护、药物的使用、跌倒预防、如何正确称体重等方面均不了解。

(四)营养评估分析

1. 人体测量:体重正常范围,皮下脂肪及肌肉量不足,透析间期体重增长控制尚可。
2. 问卷调查:营养状况为中度营养不良。
3. 膳食调查:饮食结构单一,早餐习惯食用方便食品(巧克力派),增加了无机磷摄入的来源;优质蛋白摄入不足。
4. 实验室检查:贫血、低白蛋白血症、NT-proBNP 高、高磷血症、低钾血症等。

五、健康指导

(一)能量和营养素推荐摄入量

1. 计算标准体重:[169(cm)-100]×0.9(kg)=62.1(kg)。
2. 能量摄入:患者年龄>60岁,推荐能量摄入 30 kcal/(kg·d);根据患者的活动量、饮食史、合并疾病及应激状况进行调整,推荐每日能量摄入 1800 kcal。
3. 蛋白质摄入:推荐量为 1.0~1.2 g/(kg·d),合 60~74 g/d,其中至少 50%(即 29~35 g/d)为优质蛋白。
4. 控制钠和水的摄入:严格控制两次透析间期的体重增长,以不超过干体重的 3%~5% 为宜。在家准备体重秤,每天固定时间、固定衣着、固定磅秤,测量体重。准备量杯,每日水分摄入量为前日尿量+500 ml。喝水定量、吃饭定量,控制摄入面条、汤、稀饭、水果等含水量多的食物。限制钠盐摄入,每日 3~5 g,为增加食欲,可用酱油烹饪(5 ml 酱油约含 1 g 食盐),饮食仍以清淡为主。

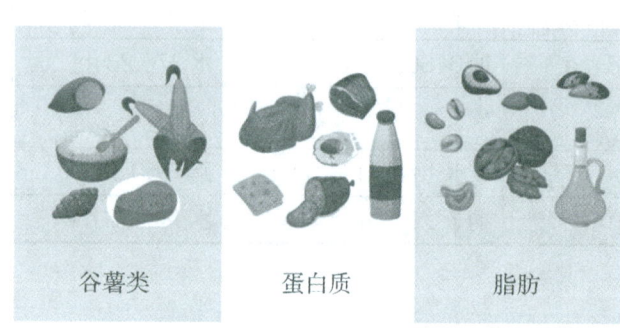

图 1-1-3　平衡膳食

5. 平衡膳食的原则:指导患者在保证能量充足的前提下,减少油脂类、包装食品(如巧克力派)的摄入,减少外出就餐的频率。在蛋白质摄入适宜的同时,保证充足的能量摄入,以防止发生营养不良。选择多样化、营养合理的食物(图 1-1-3)。

(二)新入血透治疗安全性指导

1. 患者新入血透,经过诱导透析期,首次透析时间 2 h,逐步延长每次透析时间,直到达到 4 h。
2. 血流量逐步由 180 ml/min 提高到 250 ml/min。
3. 选择合适膜面积的透析器,前 5 次透析选择相对较小膜面积的透析器,以减少透析失衡综合征的发生。
4. 首次透析患者:避免短时间内快速清除大量溶质。首次透析血清尿素氮下降控制在 30%~40%。
5. 逐渐增加超滤量,减少容量负荷,达到理想的干体重。

(三)指导患者药物服用方法

1. 口服改善贫血药物罗沙司他每周 3 次,建议饭后 1 h 服用;服用含钙磷结合剂药物碳酸钙,应在吃饭时与饭菜一起嚼服。
2. 左卡尼汀注射液和蔗糖铁注射液遮光密闭保存。
3. 注意药物不良反应,如有恶心、呕吐、腹痛、腹泻、乏力等,及时与医生沟通。

(四)指导患者自体动静脉内瘘(arteriovenous fistula,AVF)的监测和维护

1. 患者 AVF 术后已 14 个月,内瘘功能良好,首次使用前进行超声评估,规划患者血管通路穿

刺点（图1-1-4），采用绳梯式穿刺方法，由有经验的资深护士进行穿刺和拔针，目前无通路并发症。

2. 指导血管通路居家护理知识：患者内瘘侧肢体清洁，不佩戴首饰，衣着要舒适，袖口要宽松，不进行采血、测量血压、输液等治疗操作。避免压迫内瘘侧的手臂，避免内瘘侧手臂受凉，也不可将内瘘侧的手臂枕于脑后。每日至少3次（早、中、晚）触摸内瘘有无震颤，如出现震颤减弱或消失、感觉疼痛、麻木，应立即到医院就诊。

（五）指导患者跌倒预防注意事项

1. 如在透析后发生头晕、视物模糊（眼花）、心悸、出汗等不适症状，立即寻求帮助，防止摔倒。

2. 透析后按照"起床三部曲"（躺30 s再起床，双腿下垂30 s后再站立，站立30 s后再行走）（图1-1-5）指导患者在床边进行坐、站、原地踏步等活动。

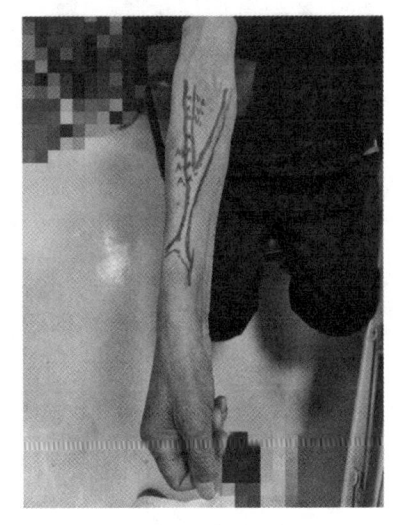

图1-1-4　患者动静脉内瘘穿刺通路

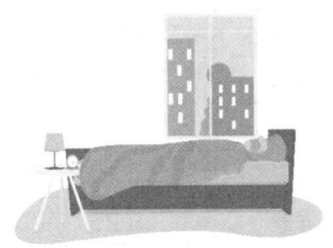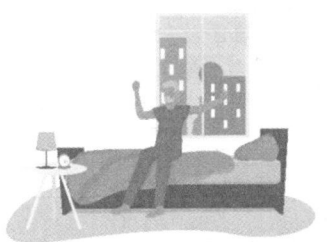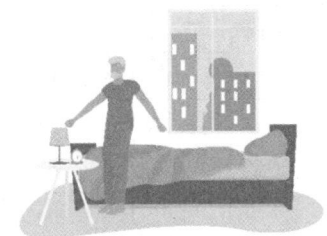

图1-1-5　起床三部曲

3. 穿防滑鞋，晚上选择光线好的道路行走。淋浴卫生间安装扶手，上下楼梯使用扶手。

（六）心理护理支持

理解患者的焦虑心理，认真倾听患者的主诉，多关心患者，多与患者沟通，安抚患者的不安情绪，告知患者血液透析的原理，邀请同病室的患者进行沟通交流，打消患者对治疗的顾虑，告知患者家属在家多给予家庭支持，适当让患者做一些力所能及的家务劳动，适当运动，如散步、做太极操等，并鼓励患者逐渐参加社会活动。

六、健康宣教后的效果

1. 患者实验室检查指标对比：患者透析治疗3个月后，复查了血生化指标（表1-1-4），血红蛋白、白蛋白和NT-proBNP水平有所改善，血磷和血钾在合理范围。

表1-1-4　健康教育后的血生化指标

日期	血红蛋白（g/L）	钾（mmol/L）	磷（mmol/L）	白蛋白（g/L）	前白蛋白（mg/L）	NT-proBNP（pg/ml）
3月14日	93↓	3.16↓	1.59↑	34.5↓	223	11113.0↑
4月21日	106↓	3.24↓	1.24	36.4↓	228	3102
5月11日	111	3.83	1.74↑	37.8↓	211	2838

注：NT-proBNP，N末端脑钠肽前体。

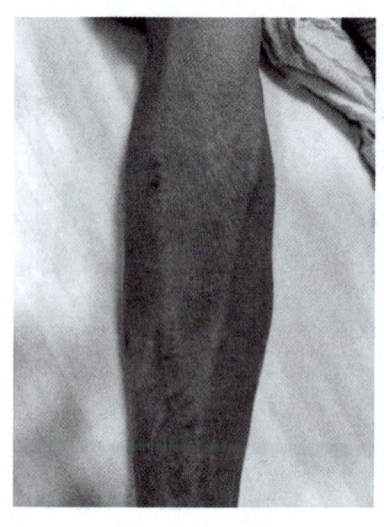

图 1-1-6　AVF 规范穿刺 3 个月后

2.心理量表对比：重新进行了心理量表评估，经过心理护理支持后，焦虑自评量表由 57 分（轻度焦虑）降至 40 分（正常范围），抑郁自评量表由 56 分（轻度抑郁）降至 52 分（轻度抑郁），情绪较前改善。

3.透析治疗 3 个月后应用生物电阻抗评定透析前水负荷：由 +6.6 L 下降到 +2.5 L。

4. MIS：8 分，轻度营养不良，较 3 个月前好转。

5. AVF 穿刺 3 个月后，血管通路物理检查、超声检查均提示 AVF 功能良好（图 1-1-6）。

6.健康教育 3 个月后膳食调查：饮食中优质蛋白摄入较健康指导前明显增加（表 1-1-5）。

表 1-1-5　健康教育后 3 日膳食记录

第 1 天（非透析日）		第 2 天（透析日）		第 3 天（周末）	
食物	食物的量（g）	食物	食物的量（g）	食物	食物的量（g）
早餐		早餐		早餐	
鸡蛋	50	鸡蛋	50	鸡蛋	100
牛奶	150	小米粥	150	海参	25
面包 3 片	70	海参	25		
午餐		午餐		午餐	
米饭	150	玉米面粥	300	五花肉	100
菜花	100	瘦牛肉	150	米饭	200
海参	25	芹菜	100		
晚餐		晚餐		晚餐	
猪肉	200	花卷	75	酸奶	240
面条（富强粉，煮）	150	瘦牛肉	150		
西瓜	500	莴笋	100		
小米粥	150				
油脂（花生油）：30 g　盐：5 g　酱油：10 ml		油脂（花生油）：20 g　盐：5 g　酱油：10 ml		油脂（花生油）：20 g　盐：5 g　酱油：10 ml	

以下由医师/护士计算后填写：

第 1 天

能量 2894.15 kcal	蛋白质 90.32 g	优质蛋白 23.45 g	碳水化合物 318.83 g	脂肪 146.78 g
钙 1412.1 mg	磷 1623.3 mg	钾 2322.05 mg	钠 3610.66 mg	水 1009.78 ml

第 2 天

能量 2010.6 kcal	蛋白质 99.71 g	优质蛋白 79.55 g	碳水化合物 306.36 g	脂肪 44.62 g
钙 286.35 mg	磷 1027.9 mg	钾 1610.6 mg	钠 3048.33 mg	水 669.37 ml

(续表)

第3天				
能量 1084.15 kcal	蛋白质 33.66 g	优质蛋白 39.05 g	碳水化合物 76.63 g	脂肪 71.4 g
钙 420.3 mg	磷 596.9 mg	钾 615.85 mg	钠 2794.1 mg	水 507.82 ml

注：食谱计算采用开同食谱计算器。

七、护理体会

本案例中，患者新入血液透析治疗，对透析前、中、后的治疗和平素注意事项等知识的了解均较少。帮助患者对疾病有一定的了解和认识，对患者在饮食和药物服用方法、血管通路监测和维护、生活起居注意事项、跌倒预防注意事项、如何正确称量体重、心理护理等方面进行指导，并强调了营养物质的摄入，水、钠控制的重要性。通过护理人员和患者的共同努力，患者认真服药，规律饮食，保持规律透析，2个月后血红蛋白、白蛋白、NT-proBNP较前改善。工作人员将心理护理融入血液透析护理中，使患者焦虑自评量表评分达到正常，提高了患者的舒适度，改善了患者的心理环境，提高了患者的生活质量。当然，在案例中还有没有改善的健康问题，例如患者存在睡眠障碍等，仍有待进一步改善。

【参考文献】

[1] 金其庄，王玉柱，叶朝阳，等.中国血液透析用血管通路专家共识（第2版）.中国血液净化，2019，18（6）：365-381.

[2] 陈叶，罗琰琨.生物电阻抗法评估血液透析患者的蛋白质能量消耗.中国血液净化，2021，20（6）：391-394.

[3] 陈香美.血液净化标准操作规程.北京：人民卫生出版社，2021.

[4] 吴淑娉，刘雪琴.心理护理在血液透析护理中对患者舒适度的影响.透析与人工器官，2022，33（3）：101-104.

（赵敬娜　罗　莉）

第二节　一例新入腹膜透析患者的膳食分析及健康指导

【摘要】本案例通过调查一位新入腹膜透析患者，结合透析前后的饮食调查、实验室检查指标，分析其存在的主要问题，制订个性化的饮食方案，并进行饮食指导。患者透析前主要存在持续低蛋白血症、高磷血症、高钾血症，并伴有容量负荷过重的问题。进入腹膜透析治疗后，发现患者对饮食、容量控制、用药的相关知识缺乏。护士分析患者的饮食记录和生活习惯，就新入腹膜透析患者的饮食及用药等知识进行指导，使患者营养状态有明显改善。

【关键词】腹膜透析；合理饮食；液体平衡

一、病例简介

（一）现病史

患者女性，60岁，12年前（2011年）体检发现血肌酐120～130 μmol/L，24 h尿蛋白定量2.4 g/d。定期门诊随访，血肌酐逐渐升高。5个月前无明显诱因出现双下肢、颜面水肿，血肌酐349 μmol/L，肾小球滤过率 8.65 ml/（min·1.73 m^2），完善相关检查，诊断为慢性肾病 5 期，给予对症支持治疗。1 个月前无明显诱因出现恶心、呕吐，呕吐物为胃内容物，间断双下肢水肿，血肌酐 583 μmol/L，择期行腹膜透析置管术收入院。

既往史：发现高血压 14 年，现口服盐酸贝尼地平片 4 mg BID、盐酸阿罗洛尔片 10 mg QD、盐酸特拉唑嗪胶囊 2 mg QN 控制血压；发现血尿酸升高 14 年，现口服非布司他片 40 mg QD。

（二）透析前病情

1.饮食：见表 1-2-1。

表 1-2-1　3 日膳食称重记录单

第 1 天		第 2 天		第 3 天	
食物	食物的量（g）	食物	食物的量（g）	食物	食物的量（g）
早餐		早餐		早餐	
牛奶	250 ml	牛奶	250 ml	牛奶	250 ml
鸡蛋	50	鸡蛋	50	鸡蛋	50
烧饼	50	面包	50	面包	75
午餐		午餐		午餐	
米饭	50	炸酱面	100	米饭	100
鸡翅	100	黄瓜	50	西红柿	50
炒芹菜	100	豆芽	50	炒扁豆	50
苹果	50	橙子	75	西瓜	100
晚餐		晚餐		晚餐	
馒头	100	韭菜	50	花卷	100
胡萝卜	50	鸡蛋	50	玉米	50
洋葱	50	面	25	豆芽	50
生菜	50			韭菜	50
全天饮水	1000 ml	全天饮水	900 ml	全天饮水	800 ml
油脂：20 g　盐：2 g　酱油：5 ml		油脂：15 g　盐：2 g　酱油：5 ml		油脂：20 g　盐：2 g　酱油：5 ml	

以下由医师/护士计算后填写：

第 1 天

能量 1076.5 kcal	蛋白质 46.65 g	优质蛋白 31.55 g	碳水化合物 126.35 g	脂肪 27.05 g
钙 458 g	磷 701.5 mg	钾 1235.5 mg	钠 536.05 g	水 693.5 ml

第 2 天

能量 1171.5 kcal	蛋白质 45.51 g	优质蛋白 20.8 g	碳水化合物 153.44 g	脂肪 21.18 g
钙 427.25 g	磷 673 mg	钾 1105 mg	钠 1320.13 g	水 546.33 ml

第 3 天

能量 1213.2 kcal	蛋白质 48.53 g	优质蛋白 14.15 g	碳水化合物 180.05 g	脂肪 19.53 g
钙 463.15 g	磷 705.75 mg	钾 1239 mg	钠 444.1 g	水 670.1 ml

注：食谱计算采用开同食谱计算器。

2. 睡眠状态：睡眠较好，夜间睡眠 7～8 h，起夜一次，晨起精神较好。白天规律午睡，0.5～1 h。

3. 二便情况：大便规律 1 次 / 日，形态及量正常，偶有便秘，便秘时自服乳果糖促排便。尿量 1500～2000 ml/d。

（三）体格检查

体温 36.5 ℃；脉搏 82 次 / 分；呼吸 18 次 / 分；血压 150/90 mmHg；身高 162 cm；体重 62 kg。神志清楚，语言流畅。双下肢有中度可凹性水肿。

（四）透析前实验室血液检查（表 1-2-2）

表 1-2-2　患者透析前（2022 年 7 月 26 日）实验室血液检查

血红蛋白 (g/L)	总蛋白 (g/L)	白蛋白 (g/L)	尿素 (mmol/L)	肌酐 (μmol/L)	校正钙 (mmol/L)	尿酸 (μmol/l)
126	58.7 ↓	32.8 ↓	25.94 ↑	667 ↑	2.63 ↑	330

钾 (mmol/L)	T-CO$_2$ (mmol/L)	iPTH (pg/ml)	铁蛋白 (ng/ml)	转铁蛋白饱和度 (%)	磷 (mmol/L)
5.75 ↑	21.9 ↓	55.57 ↓	2.9 ↓	12.15 ↓	2.13 ↑↑

注：T-CO$_2$：总二氧化碳；iPTH：全段甲状旁腺激素。

（五）其他辅助检查

1. 泌尿系彩超：双肾弥漫性病变。
2. 肾动脉彩超：双侧肾动脉血流阻力指数增高，流速偏低。
3. 超声心动检查：三尖瓣轻度反流。射血分数：70.65%。
4. 人体成分分析（body composition monitor，BCM）生物电阻抗法：水负荷 + 3.3 L。

（六）诊断

慢性肾病 5 期
　　维持性腹膜透析
　　肾性高血压
　　肾性贫血
　　代谢性酸中毒
　　高磷血症
　　高钾血症

（七）治疗方案

1. 透析前口服药物（表 1-2-3）

表 1-2-3　患者透析前口服药物列表

药物作用	名称	剂量	用法
纠正贫血	多糖铁复合物胶囊 罗沙司他胶囊	150 mg 50 mg	1 次 / 日 3 次 / 周
磷结合剂	碳酸镧咀嚼片 碳酸钙片	500 mg 0.75 g	3 次 / 日（进餐时） 3 次 / 日（进餐时）
控制血压	盐酸阿罗洛尔片 盐酸特拉唑嗪片 盐酸贝尼地平片	10 mg 2 mg 4 mg	1 次 / 日 1 次 / 晚 2 次 / 日
其他	复方 α- 酮酸片 非布司他片 聚苯乙烯磺酸钙散剂	2.52 g 40 mg 5 g	3 次 / 日 1 次 / 日 1 次 / 日

2. 腹膜透析术后方案

（1）第0、1、2天：1.5%腹膜透析液500 ml×2次腹腔冲洗。

（2）第3天开始：1.5%腹膜透析液600 ml，每次4 h存腹治疗，3次/日，末袋不存腹。之后可每3天加量200 ml，直至每次2000 ml存腹。

（3）第2个月：1.5%腹膜透析液2000 ml，每次4 h存腹治疗，3次/日，夜间干腹。

二、心理、跌倒评估

焦虑自评量表（SAS）：42分（轻度焦虑）；抑郁自评量表（SDS）：39分（正常）；跌倒评分量表：0分（跌倒低风险）。

三、健康教育问题

1. 心理问题：患者轻度焦虑状态，担心自己的疾病给家庭成员造成负担。对待疾病和生活态度主动、积极，饮食和生活作息行为均可得到家庭成员的支持，共同讨论商量。患者及家属依从性较好。

2. 知识缺乏：患者知道自己的疾病发展及诊断，但对自我健康管理知识缺乏。如：第一，从透析前饮食控制过渡到透析后的饮食要求，其中包括能量及蛋白质的摄入、磷代谢的紊乱及处理、高血钾及低血钾的症状及处理；第二，保持液体平衡的方法。

四、腹膜透析患者饮食指导

1. 平衡膳食的原则：建议患者规律进食，采取荤素搭配的饮食方式，增加膳食纤维的食物，改善目前低蛋白血症的状态。在保证能量充足摄入的前提下，减少油脂类、饮料、零食的摄入，减少外出就餐或进食快餐的频率。

计算患者标准体重：[162（cm）-100]×0.9（kg）-2.5（kg）=53.3（kg）。

膳食结构推荐：以食物蛋白质为基础的交换份，按照常见各类食物的蛋白质含量，以每份0～1 g、4 g、7 g为标准（详见《透析患者膳食案例分析与健康指导》第一章）。

2. 能量摄入：患者60岁，中等身材，轻体力劳动者，能量摄入需维持在125 kJ（30 kcal）/（kg·d），约为1600 kcal/d。碳水化合物占饮食部分的50%～65%。建议患者每日主食摄入量为250～300 g。

3. 蛋白质摄入：患者未开始透析时，按CKD 3～5期未透析时摄入蛋白质0.6～0.8 g/（kg·d），限蛋白质饮食。现基于患者血白蛋白32.8 g/L的考虑，推荐其进入腹膜透析治疗阶段后，蛋白质摄入可增加至1.0～1.2 g/（kg·d）。国内指南建议其中至少50%为优质蛋白，并明确优质蛋白的来源是肉、蛋、奶及大豆类食物。经计算，建议该患者蛋白质摄入量为53～63 g/d。此外，新入腹膜透析患者贫血较常见，实验室检查结果提示铁储备不足，除指导患者补充优质蛋白以外，同时给予补铁药物口服治疗，并讲解药物作用，嘱患者择期复查相关指标。

4. 磷的摄入：患者血磷2.13 mmol/L，为中度升高。首先，建议患者在保证蛋白质摄入充足的情况下，通过饮食调整，控制磷的摄入。选择磷/蛋白质比值较低的食物。磷摄入量在800～1000 mg/d。其次，通过腹膜透析，增加磷的清除。经饮食控制及调整透析方案后，血磷仍不达标时，需要使用磷结合剂。建议患者尽量将血清磷的水平控制在正常范围，即0.81～1.45 mmol/L。

5. 钾的摄入：患者血钾5.75 mmol/L。膳食中钾摄入量对血钾含量的影响具有极大的临床意义，其在CKD 3～5期时，钾的排泄机制受损，高钾血症是透析前存在的一个重要问题。进入腹膜透析阶段后，因腹膜透析液中不含钾离子，并且会通过腹膜透析液排钾，如果患者饮食钾摄入量不足，会引起低钾血症。而过高或者过低的血钾，都会对机体有重要的不良影响。因此，患者应基于个人需要和临床判断，根据食物含钾量，适当增加膳食中的钾摄入量。

6. 液体平衡：患者双下肢中度可凹性水肿，处于体液过多状态。透析患者肾清除水分功能大幅降低，应限制水的摄入，否则易导致机体容量负荷过重，甚至引起血压升高、心力衰竭等严重症状。帮助患者建立目标体重，进食、水遵循量出为入的原则［排出量＝腹膜透析超滤量／日＋尿量／日＋不显性失水（500～800 ml/d）］。每日自行观察水肿症状，测量空腹体重、监测血压变化。详细记录相关内容，判断体内容量的变化。

五、患者腹膜透析治疗后三日饮食调查（表1-2-4）

表1-2-4　3日膳食称重记录单

第1天（透析日）		第2天（透析日）		第3天（透析日）	
食物	食物的量（g）	食物	食物的量（g）	食物	食物的量（g）
早餐		早餐		早餐	
牛奶	250 ml	牛奶	250 ml	牛奶	250 ml
鸡蛋	50	鸡蛋	50	鸡蛋	50
面包	75	面包	75	面包	75
午餐		午餐		午餐	
米饭	100	米饭	100	米饭	100
大虾	100	牛肉	100	西红柿	100
豆腐	50	洋葱	100	鸡蛋	100
生菜	100	芥蓝	100	大虾	100
苹果	10	梨	75	西芹	100
				西瓜	100
晚餐		晚餐		晚餐	
馒头	100	茴香	150	烧饼	50
鸡蛋	50	猪肉	100	红薯	75
洋葱	100	面	100	羊肉	50
油麦菜	100			萝卜	100
全天饮水	300 ml	全天饮水	350 ml	全天饮水	350 ml
油脂：20 g　盐：2 g　酱油：5 ml		油脂：15 g　盐：2 g　酱油：5 ml		油脂：20 g　盐：2 g　酱油：5 ml	
以下由医师/护士计算后填写：					
第1天					
能量 1263.8 kcal	蛋白质 63.53 g	优质蛋白 43.7 g	碳水化合物 157.25 g	脂肪 26.13 g	
钙 744.75 g	磷 945.75 mg	钾 1477.5 mg	钠 989.55 g	水 919.85 ml	
第2天					
能量 1218.8 kcal	蛋白质 62.43 g	优质蛋白 49.55 g	碳水化合物 104.93 g	脂肪 55.18 g	
钙 602.25 g	磷 998.75 mg	钾 2080.75 mg	钠 640.38 g	水 853.18 ml	
第3天					
能量 1273.8 kcal	蛋白质 69.71 g	优质蛋白 53.4 g	碳水化合物 151.83 g	脂肪 26.73 g	
钙 764 g	磷 1008.5 mg	钾 1600 mg	钠 883.28 g	水 992.4 ml	

注：食谱计算采用开同食谱计算器。

六、腹膜透析后 0～6 个月超滤量、尿量、体重变化（表 1-2-5）

表 1-2-5　患者腹膜透析后 0～6 个月超滤量、尿量、体重变化

	超滤量（ml/d）	尿量（ml/d）	体重（kg）
0 个月	350～450	800～900	58.7
1 个月	400～600	500～600	55.0
2 个月	300～400	500	56.2
3 个月	350～450	500	55.7
4 个月	400～500	500	55.4
5 个月	350～400	500	54.3
6 个月	300～400	400～500	53.8

七、患者腹膜透析后 3 个月口服药物（表 1-2-6）

表 1-2-6　患者腹膜口服药物列表

药物作用	名称	剂量	用法
纠正贫血	多糖铁复合物胶囊 罗沙司他胶囊	150 mg 40 mg	1 次 / 日 1 次 / 周
磷结合剂	碳酸镧咀嚼片	500 mg	3 次 / 日（进餐时）
控制血压	盐酸阿罗洛尔片 盐酸贝尼地平片 沙库巴曲缬沙坦钠片	10 mg 4 mg 100 mg	1 次 / 日 2 次 / 日 1 次 / 日
其他	复方 α - 酮酸片 非布司他片	2.52 g 40 mg	3 次 / 日 1 次 / 日

八、患者腹膜透析前与透析后 1～3 个月实验室血液检查结果对比（表 1-2-7）

表 1-2-7　患者腹膜透析前、透析后 1～3 个月实验室血液检查

时间	血红蛋白（g/L）	总蛋白（g/L）	白蛋白（g/L）	尿素（mmol/L）	肌酐（μmol/L）	校正钙（mmol/L）	磷（mmol/L）
透析前	126	58.7 ↓	32.8 ↓	25.94 ↑	667 ↑	2.63 ↑	2.13 ↑↑
透析后 1 个月	131	63 ↓	37.2 ↓	29.7 ↑	723 ↑	2.43 ↑	1.92 ↑
透析后 2 个月	131	88	40.6	26.5 ↑	720 ↑	2.49 ↑	1.72 ↑
透析后 3 个月	134	74	38.7 ↓	25.8 ↑	694 ↑	2.39 ↑	1.53 ↑

时间	尿酸（μmol/L）	钾（mmol/L）	T-CO_2（mmol/L）	iPTH（pg/ml）	铁蛋白（ng/ml）	转铁蛋白饱和度（%）
透析前	330	5.75 ↑	21.9 ↓	55.57 ↓	2.9 ↓	12.15 ↓
透析后 1 个月	320	4.4	25.0	—	—	—
透析后 2 个月	266	4.2	18.8 ↓	176.3	—	—
透析后 3 个月	328	4.39	24.4	112.9 ↓	118.5 ↓	32.1

注：T-CO_2：总二氧化碳；iPTH：全段甲状旁腺激素。

九、护理体会

腹膜透析作为一种居家治疗的透析方式，患者与照护者承担着90%以上的治疗与护理工作，如果缺乏良好的自我管理能力，则会导致患者出现一系列并发症，影响透析效果，增加经济和心理负担，甚至终止腹膜透析。文献资料显示，多数国家基于2006年国际腹膜透析学会（International Society of Peritoneal Dialysis，ISPD）发布的腹膜透析培训指南对患者进行管理或培训。本案例患者为新进入腹膜透析治疗的患者。在透析初期，通过强化饮食知识的培训，提高患者饮食自我管理的可操作性至关重要，也是顺利进行腹膜透析治疗的保障。正确的饮食管理对降低各相关并发症的发生率、提升透析质量具有非常重要的作用。了解患者的饮食习惯，制定个性化的饮食指导，通过对平衡膳食、蛋白质、磷、钾、钠的摄入以及液体平衡知识的讲解，给予有针对性、有计划、分步骤、多形式且反复强化的知识培训，减少透析相关并发症的发生。饮食管理需要患者的理解和配合，且时间持续，对患者来说也是一个巨大的挑战。医护人员应在日后的门诊随访工作中，通过电话随访、门诊面诊，持续关注并动态追踪患者饮食管理的效果，对出现并发症的患者，可应用饮食管理工具，详细记录饮食，帮助患者有针对性地查找原因，给予正确引导。每6个月进行一次相关知识的再培训及考核评分，使患者保持高质量的治疗及生活状态。

（楚新新）

【参考文献】

[1] 林善锬，谌贻璞，钱家麒，等. 慢性肾脏病蛋白营养治疗共识. 实用糖尿病杂志，2005，1（5）：3-6.

[2] Pungchampoo W, Parinyajittah S, Pungchampoo S, et al. Effectiveness of a self-management retraining program improving the quality of life of people receiving continuous ambulatory peritoneal dialysis. Nurs Health Sci, 2020, 22（2）: 406-415.

[3] Young V, Balaam S, Orazio L, et al. Appetite predicts intake and nutritional status in patients receiving peritoneal dialysis. J Ren Care, 2016, 42（2）: 123-131.

[4] Castro M C. Conservative management for patients with chronic kidney disease refusing dialysis. J Bras Nefrol, 2019, 41（1）: 95-102.

[5] Bernardini J, Price V, Figueiredo A. ISPD guidelines/recommendations: peritoneal dialysis patient training, 2006. Perit Dial Int, 2006（26）: 625-632.

[6] 何燕娴，林舜珍. 腹膜透析患者营养不良的护理. 护士进修杂志，2000，15（11）：858-859.

第三节 一例血液透析联合腹膜透析患者的膳食及健康指导

【摘要】本案例旨在通过调查一位维持性血液透析（简称血透）联合腹膜透析（简称腹透）患者的饮食及生活习惯，结合实验室检查指标，分析其存在的问题，提出改善方案。该患者腹透7年，联合血透2年。患者的主要问题：低白蛋白血症、高磷血症、多次跌倒、自体动静脉内瘘（arteriovenous fistula，AVF）成形术早期。经过对患者饮食记录和生活习惯的调查分析，患者存在终末期肾病饮食知识缺乏及动静脉内瘘保护的相关知识缺乏、跌倒高风险等问题。护士对其合理饮食摄入、动静脉内瘘保护、保障自身安全等相关知识进行指导，通过与患者及家属沟通，协助解决患者的安全问题，改善患者的生活质量。

【关键词】血液透析联合腹膜透析；跌倒；低白蛋白血症；高磷血症

一、病例简介

（一）现病史

患者女性，63岁，18年前（2005年）诊为慢性肾小球肾炎，9年前（2014年）因急性左心衰竭收入院行腹透管置入术，之后规律腹膜透析。2年前（2021年1月）因盆腔肿物开腹行全子宫＋双附件切除术＋大网膜切除术＋阑尾切除术。术后发现腹透管堵塞，拔除腹透管。考虑患者盆腔损伤较多，建议患者长期维持性血液透析。患者拒绝，坚决要求回归腹透，遂再次行腹透管植入术（2021年9月）。因Kt/V不达标（Kt/V 1.23）及总出量不足（腹透超滤200～300 ml/d且无尿），行右侧颈内静脉半永久管置入术（2021年10月）、血液透析联合腹膜透析治疗。2个月前（2023年3月）行左上肢动静脉内瘘成形术。现透析方案：血液透析1次/周；非血透日居家行腹膜透析，持续不卧床腹膜透析（continuous ambulatory peritoneal dialysis，CAPD），换液5次/天。

患者有既往高血压病史18年，长期口服硝苯地平控释片、盐酸阿罗洛尔等药物控制血压。有青霉素、磺胺类药物过敏史；首次血透至今未出现透析器及管路过敏反应。

患者独居，不愿与女儿交流病情，担心成为家庭的负担。

患者的血管通路史：右侧颈内静脉带隧道和涤纶套的透析导管（tunnel-cuffed catheter，TCC），于2021年10月置入并启用，应用至今。因间断导管功能不良，给予定期导管溶栓治疗。2023年3月14日行左上肢自体动静脉内瘘成形术。

（二）近1个月主诉及病情变化

1. 主诉：左侧踝骨骨折，疼痛，行动困难，食欲缺乏。
2. 近1个月血压变化：居家服药前血压波动在（126～153）/（63～90）mmHg；诊室服药后血压波动在（135～160）/（70～77）mmHg。
3. 近1个月腹膜透析超滤量（图1-3-1）

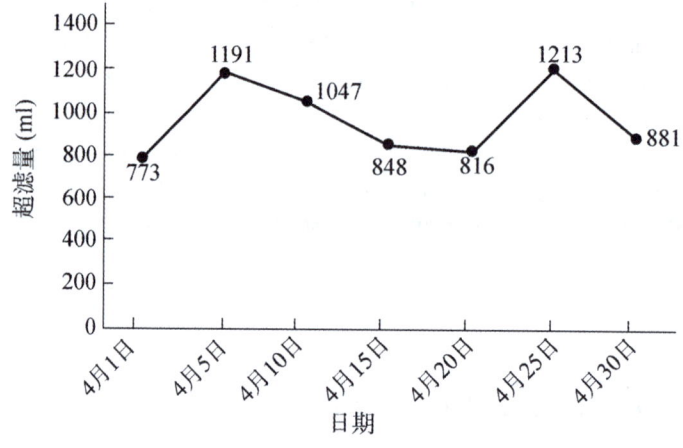

图1-3-1　2023年4月超滤量

4. 睡眠状态：夜间间断睡眠，4～5 h，晨起精神尚可，规律午睡，约1 h。
5. 二便情况：无尿。大便规律，1次/天，正常软便。

（三）体格检查

体温36.3 ℃；血压147/70 mmHg；脉搏75次/分；呼吸18次/分；身高155 cm；体重64.5 kg。神清语利，无颜面部及双下肢水肿。

血管通路评估　视诊：皮肤清洁干燥，无红肿、渗出、渗血及破损表现，手术伤口处愈合良好，双侧肩颈、胸壁、颜面部无肿胀及浅表血管扩张。内瘘吻合口以上的血管走行不清晰。触诊：吻合口处可触及震颤，强度正常，连续，收缩期、舒张期均存在；吻合口向近心端静脉震颤强度逐渐减弱，血管张力较弱。听诊：可闻及双期（收缩期、舒张期）血管杂音连续，无异常高调音。因血管观察欠佳，举臂试验不满意；搏动增强试验（-）。

AVF成熟的评估　血管超声检查：提示AVF功能良好，可穿刺距离短，多段血管内径＜5 mm，且距皮肤深度＞6 mm。瘘口处桡动脉内径约2.6 mm，血流充盈良好，管腔未见明显狭窄，血管壁可见多发强回声；前臂中段头静脉内径约2.7 mm，头静脉与皮肤的垂直距离约1.4 mm，肘上2 cm静脉内径3.6 mm，头静脉与皮肤的垂直距离约2.7 cm，血流充盈良好；肱动脉内径约4.9 mm，多发强回声斑块，估测肱动脉血流量840 ml/min。

腹透导管出口及隧道无红肿、压痛，出口无分泌物，少量结痂，浅层涤纶套外缘距出口1.5 cm。出口护理每3天一次，洗澡每2天一次，每日更换内衣及腹带。

（四）近3个月实验室检查（表1-3-1）

表1-3-1　患者2023年2—4月血生化指标

日期	血红蛋白（g/L）	白蛋白（g/L）	前白蛋白（mg/L）	校正钙（mmol/L）	磷（mmol/L）	钾（mmol/L）	尿酸（μmol/L）
2月13日	103↓	32.6↓	207	2.63↑	2.24↑↑	3.83	356
3月16日	110	34.5↓	195	2.50↑	1.92↑↑	4.14	297
4月15日	114	32.9↓	197	2.61↑	2.38↑↑	4.24	313

日期	血糖（mmol/L）	CRP（mg/L）	iPTH（pg/ml）	Kt/V	Ccr[L/(1.73 m²·周)]	铁蛋白（ng/ml）	转铁蛋白饱和度（%）
2月13日	4.95	4.2	266.9	1.51	49.94	—	—
3月16日	5.79	3.3	236.5	1.49	39.6	425.1↑	24.9
4月15日	5.16	2.8	261.9	1.36	36.5	—	—

注：CRP：C反应蛋白；iPTH：全段甲状旁腺激素；Kt/V：周尿素清除指数；Ccr：肌酐清除指数。

（五）其他辅助检查

1. 超声心动检查：左房扩大，左室舒张功能减退，射血分数70.4%，左室舒张末期内径5.0 cm，左室收缩末期内径3.0 cm。
2. 双能X线骨密度（T值）：髋关节-1.4（骨量减少）；腰椎-1.4（骨量减少）。
3. 骨盆及双手X片：骨盆退行性变，双手轻度退行性改变。
4. 腹部平片提示：腹主动脉钙化。

（六）诊断

慢性肾病5期
　　维持性血液透析
　　维持性腹膜透析
　　肾性贫血
　　肾性高血压
　　高磷血症
　　高尿酸血症
左踝骨骨折

（七）透析治疗方案

血透：W1D；腹透：2.5%葡萄糖腹透液（Ca²⁺1.25 mmol/L）2 L×3，1.5%葡萄糖腹透液（Ca²⁺1.25 mmol/L）2 L×2，CAPD。

口服药物见表1-3-2。

表1-3-2 患者口服药物列表

药物作用	名称	剂量	用法
活性维生素D	骨化三醇	1 μg	3次/周，血透日睡前
磷结合剂	司维拉姆	2.4 g	3次/日（餐中服）
控制血压	盐酸阿罗洛尔 硝苯地平控释片	10 mg 30 mg	1次/日 1次/日
纠正贫血	人促红细胞生成素 罗沙司他胶囊 叶酸	8000 U 120 mg 5 mg	1次/周 3次/周 1次/日
控制血脂	阿托伐他汀	20 mg	1次/日，睡前

二、营养评估

（一）人体测量

身高155 cm；体重64.5 kg；BMI 26.8 kg/m²（超重）；上臂围35.5 cm（正常）；肱三头肌皮褶厚度26 mm（皮下脂肪过多提示肥胖）；上臂肌围27.34 cm（正常）；握力11 kg（中度减少）。

（二）营养评分

主观综合营养评分（SGA）：轻中度营养不良（B）。

（三）膳食调查

根据患者实验室检查结果，进行3日膳食调查（表1-3-3）。

表1-3-3 3日膳食称重记录单

第1天（血透）		第2天（腹透）		第3天（腹透）	
食物	食物的量（g）	食物	食物的量（g）	食物	食物的量（g）
早餐		早餐		早餐	
鸡蛋	60	鸡蛋	60	鸡蛋	60
豆浆	200	玉米粥（方便食品）	200	小笼包（猪肉大葱，外购）	5个
油饼	100			玉米粥（方便食品）	150
午餐		午餐		午餐	
面条	100	米饭	80	肉沫酸豆角面条（外购）	100
水萝卜	150	酱牛肉（外购）	30	北冰洋汽水	350
煮豌豆	50	火腿（外购）	25	凉拌圆白菜（外购）	100
大蒜	20	凉拌豆芽	120		
重庆小面调料	1包	酸辣汤（调料包）	200		
		豌豆	25		
		胡萝卜	30		
		鸡蛋	30		

(续表)

第1天（血透）		第2天（腹透）		第3天（腹透）	
食物	食物的量（g）	食物	食物的量（g）	食物	食物的量（g）
晚餐		晚餐		晚餐	
玉米	150	玉米	150	包子（牛肉大葱，外购）	100
橘子	30	橘子	50	小米粥（外购）	200
饮水 500 ml		饮水 700 ml		饮水 500 ml	
油脂：g 盐 g 酱油：ml 不详		油脂：g 盐：g 酱油：ml 不详		油脂：g 盐：g 酱油：ml 不详	
		腹透液含葡萄糖量 101 g		腹透液含葡萄糖量 101 g	

以下由医师/护士计算后填写：

第1天				
能量 1356 kcal	蛋白质 46 g	优质蛋白 10 g	碳水化合物 191 g	脂肪 57 g
钙 192 mg	磷 689 mg	钾 1274 mg	钠 2925 mg	水 1078 ml
第2天				
能量 1556 kcal	蛋白质 56 g	优质蛋白 24 g	碳水化合物 267 g	脂肪 50 g
钙 279 mg	磷 764 mg	钾 1397 mg	钠 2923 mg	水 1339 ml
第3天				
能量 1630 kcal	蛋白质 38 g	优质蛋白 10 g	碳水化合物 238 g	脂肪 60 g
钙 206 mg	磷 472 mg	钾 606 mg	钠 2563 mg	水 1149 ml

注：食谱计算采用开同食谱计算器。

通过以上调查发现，患者进食外购食品和方便食品较多，食物中很多成分含量未准确标明，无法准确计算。

三、心理、跌倒评估

焦虑自评量表（SAS）：10分（正常）；抑郁自评量表（SDS）：2分（正常）；Morse 跌倒风险评估量表：55分（高跌倒风险）（表1-3-4）；简易机体功能评价得分：8分（异常）（表1-3-5）；跌倒功效量表得分：140（表1-3-6）。

表1-3-4 Morse 跌倒风险评估量表评分

曾跌倒（3个月内）	无 =0	有 =25				
有两个或两个以上诊断	无 =0	有 =15				
行走时需要辅助物	无 =0	卧床休息/轮椅/平车 =0	丁型拐杖 =15	拐杖 =15	学步车 =15	扶家具行走 =30
留有静脉内置管（接受静脉内注射治疗）	无 =0	有 =20				

（续表）

步态	正常 =0	卧床休息 =0	轮椅 =0	乏力 =10	严重虚弱 =20
精神状况	了解自己的能力 =0	忘记自己的限制 =15	意识障碍 =15	躁动不安 =15	沟通障碍 =15	睡眠障碍 =15

风险等级：零跌倒风险　　低跌倒风险　　☐高跌倒风险☐

表 1-3-5　简易机体功能评价

项目	评分	判断标准	患者所需时间	得分
5 次坐起 尽可能快速地从椅子上起立 5 次，不使用手臂帮助	0	不能完成		
	1	≥ 16.7 s		
	2	13.7～16.6 s		
	3	11.2～13.6 s	12.85 s	3
	4	≤ 11.1 s		
串联站立平衡测试 双足不同姿势站立 全串联站立：足跟对另一足足尖 半串联站立：足跟与另一足拇指平行	0	平行站立 0～9 s 或不能完成		
	1	平行站立 10 s 半串联站立 < 10 s		
	2	半串联站立 10 s 全串联站立 0～2 s	半串联站立 10 s 全串联站立 1 s	2
	3	半串联站立 10 s 全串联站立 3～9 s		
	4	全串联站立 10 s		
8 英尺（2.44 米）步速 正常步伐行走 8 英尺，如受试者平时在户外需要使用拐杖或其他行走辅助工具，进行测试时也使用	0	不能完成		
	1	≥ 5.7 s		
	2	4.1～5.6 s		
	3	3.2～4.0 s	3.47 s	3
	4	≤ 3.1 s		
总分			8	
评估日期			2023 年 3 月 6 日	

评分结果：总分 0～12 分，分值越高表示功能越好。截值：≤ 8 分。

表 1-3-6　跌倒功效量表

下列 0～10 分的量表，是测量您在做活动时，对自己不跌倒的把握有多大。0 分，一点把握也没有；5 分，有一定把握；10 分，有充足把握；介于之间则选择对应数值。

	没有把握				有一定把握				有充足把握		
	0	1	2	3	4	5	6	7	8	9	10
更衣									10		
准备简单的饭菜									10		
洗浴									10		
从椅子上起落									10		

（续表）

	没有把握				有一定把握				有充足把握		
	0	1	2	3	4	5	6	7	8	9	10
上下床									10		
应门与接电话									10		
在房间里走动									10		
伸手到箱子或抽屉里拿东西									10		
做轻体力家务活									10		
简单的购物									10		
乘坐公共交通工具、打车									10		
过马路									10		
做轻体力园艺或晾晒衣服									10		
上下楼梯									10		
得分	140										

备注：
1. 如果您因为害怕跌倒而停止做该项活动，哪怕是部分因为，也选 0 分。
2. 如果您不做某项活动仅仅是因为身体方面的原因，则该项不填。
3. 如果您因为其他原因目前不做此活动，请按您在今天必须做该条目的假定情况下评分。

这个量表本质是反映老年人对于维持自己稳定性的信心，但有研究显示，一些平衡功能较差的老年人可能会有盲目的自信，在日常活动时其避免跌倒的防范心理和保护措施会不足，从而更增加了跌倒风险。

四、健康教育问题

1. 腹透相关感染的风险：护士询问患者腹透操作情况，患者表示受伤后，不能按要求每日打扫房间、紫外线照射，不能操作前规范洗手。每次戴口罩，家中口罩储备不足，每 2 天更换一次口罩。近 1 周未做出口护理，偶尔擦澡，每 3～4 天更换一次内衣和腹带。患者自理能力明显下降，生活习惯被迫改变较大，腹透居家治疗安全风险增加。

2. 跌倒：平时大多数时间居家腹膜透析，每个月居家工作 2 周。每日生活作息规律，日常家务独立完成，每日上午到公园散步 2 h 左右。患者既往曾有 3 次跌倒史，今年 2 月第 4 次跌倒造成骨折，跌倒评分 55 分，简易机体功能评价 8 分，跌倒功效量表 140 分。说明患者机体功能较差，且对自己的活动能力评估过高，存在跌倒高风险。

3. 知识缺乏：患者缺乏疾病相关饮食知识，例如保证热量和蛋白质摄入的意义、腹透液丢失蛋白质、高磷血症的危害、运动中如何避免损伤及 AVF 的早期锻炼和保护。

4. 营养评估分析

（1）人体测量：BMI 为 $26.8\ kg/m^2$（超重），握力测量提示全身肌肉力量不足。

（2）问卷调查：SGA 轻度营养不良（B）。

（3）膳食调查：饮食中优质蛋白摄入不足，进食外卖快餐多。

5. 血管通路评估：患者 AVF 属于疑难血管通路。其定义为：内瘘位置深（距皮肤深度 > 6 mm），不易触及，加压后仍不可见或隐约触摸到滑动的小血管，可穿刺距离短，单针可穿刺范围 < 5 cm；内瘘血管脆滑、结缔组织少，穿刺易渗血、发生血肿。

五、健康指导

（一）规范腹透操作，保证治疗安全规范

规范腹透操作可以减少腹透相关感染的发生，包括规范的七步洗手、按时紫外线灯空气消毒、遵守无菌原则、使用无菌技术更换腹透液和出口护理、保持个人卫生。本患者自理能力下降，无法完成准备物品前和连接腹透管路前的两次规范洗手，建议患者改为准备物品前规范洗手，在手部没有明显污物时，连接管路前使用免洗手部消毒液。每日紫外线灯消毒房间空气2次，每次时间≥30 min。与患者家属联系，协助患者购买口罩，保证腹透必要的物资使用和存储（图1-3-2）。

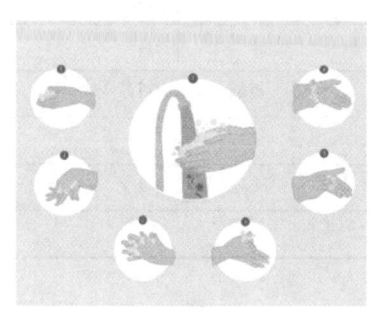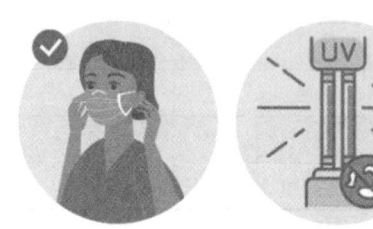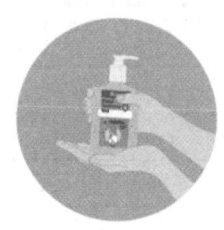

图1-3-2 规范腹透操作

（二）加强与患者的联系，及时解决患者的困难

护士增加电话随访频率，由未跌倒时的每2~3周一次改为每周2~3次，反复与患者协商，暂时与女儿一起居住或请保姆。在家属和护士的多次劝说下，患者同意暂时请保姆帮忙。

因患者已多次跌倒，女儿在患者家中安装卫生间扶手、桌角包裹安全垫，并为患者购置习步架，由保姆帮助照顾患者日常生活。

（三）与患者沟通，了解跌倒的原因

通过与患者的沟通了解到，患者平时日常生活、外出运动均不受限，对自己的活动能力有信心。跌倒多发生在生病后、体力较差时，或长时间不锻炼突然增加活动量时。通过对患者的Morse跌倒风险评估量表和简易机体功能评价表进行评估，可以看出患者跌倒风险较高。患者跌倒功效量表的得分显示患者对自己的运动能力存在高估的可能，导致患者放松警惕，可能进行一些超出自己行动能力的行为和动作，继而反复受伤。因此，明确告知患者其运动能力下降：首先，要正确认识自己的运动能力，减少可能给自己带来危险的动作，如登高取物、过度劳累等；其次，运动应按循序渐进原则，结合自身的体力情况，做适合自己身体状况的运动；最后，接受自己年纪大了、有时需要他人帮助的现实，不要拒绝家属的照顾。现阶段应减少活动，建议骨折痊愈后先做运动评估，再根据具体情况逐渐增加活动量，也可以使用手杖辅助活动。

（四）改变饮食结构，增加蛋白质摄入，减少高磷食物

腹膜透析患者蛋白质的摄入量为1.0~1.2 kcal/（kg·d），其中，优质蛋白占50%。优质蛋白含有人体所必需的营养成分，比较容易被人体吸收和利用，不仅能够达到缓解饥饿、补充营养、维持机体生理功能的作用，而且有利于帮助增强体质和免疫能力。

食物依加工方法不同，磷的含量差别很大。患者食谱中可计算的磷含量并不高，但还有很多外购食品，如汤包、料包，以及在外就餐的食物无法准确计算出患者每日饮食中的含磷量。但外卖、快餐通常含有添加剂、重油、重盐或油炸，这些食物磷含量高且易于吸收，因此会大大增加高磷血症的风险。建议患者在家做饭，减少外卖和快餐。

（五）患者内瘘功能锻炼

上臂束臂的同时握弹力球加压锻炼，见图1-3-3。

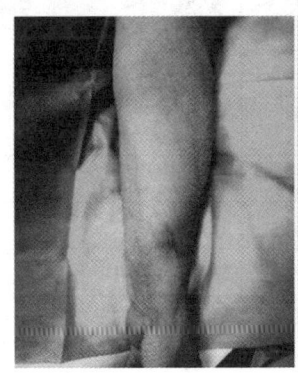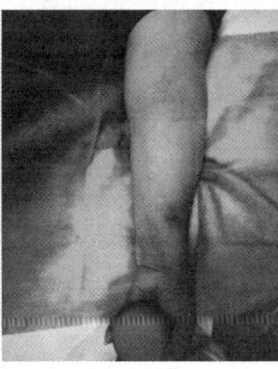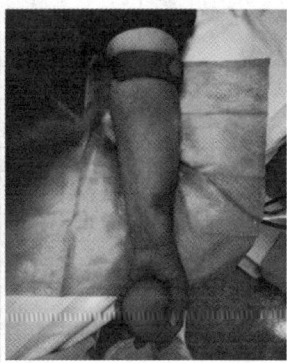

图1-3-3　患者进行内瘘功能锻炼

进行内瘘功能锻炼的目的是促进内瘘成熟，为顺利进行AVF穿刺打下良好的基础。具体方法如下：术后1周且伤口无感染、愈合良好的内瘘：用手缓慢握弹力球，计时4 s，缓慢放开，每次3~5 min，每日数次。术后2周，已拆线，可在上臂捆扎止血带或血压表袖带，术侧做握拳或握弹力球锻炼，每次1~2 min，每天可重复10~20次。

六、健康指导后情况

1.饮食指导后患者3日膳食调查（表1-3-7）

表1-3-7　饮食指导后3日膳食称重记录单

第1天（血透）		第2天（腹透）		第3天（腹透）	
食物	食物的量（g）	食物	食物的量（g）	食物	食物的量（g）
早餐		早餐		早餐	
鸡蛋	60	鸡蛋	60	蛋炒饭	鸡蛋60
					米饭50
豆浆	200	豆浆	200	酸奶	120
馒头	75	小白菜猪肉包子	面80 小白菜40 猪肉馅30		
午餐		午餐		午餐	
米饭	100	烙饼	100	排骨面	排骨100
					面条100
牛肉	50	烤鸡腿（自制）	80	凉拌圆白菜	100
白萝卜	150	凉拌豆芽	125		
凉拌芹菜	50	西红柿鸡蛋汤	西红柿40 鸡蛋60		
晚餐		晚餐		晚餐	
西葫芦鸡蛋饺子	面60 鸡蛋60 西葫芦20	米饭	100	牛肉大葱包子	面30 牛肉50 大葱20

（续表）

第1天（血透）		第2天（腹透）		第3天（腹透）	
食物	食物的量（g）	食物	食物的量（g）	食物	食物的量（g）
晚餐		晚餐		晚餐	
橘子	100	芹菜土豆丝	芹菜 50 土豆丝 50		
		凉拌菠菜	100		
		樱桃	50		
饮水 300 ml		饮水 300 ml		饮水 300 ml	
油脂：25 g 盐：6 g 酱油：5 ml		油脂：25 g 盐：5 g 酱油：5 ml		油脂：25 g 盐：4 g 酱油：15 ml	
		腹透液含葡萄糖量 191 g		腹透液含葡萄糖量 191 g	

以下由医师/护士计算后填写：

第1天

能量 1727 kcal	蛋白质 48 g	优质蛋白 27 g	碳水化合物 158 g	脂肪 39 g
钙 375 mg	磷 665 mg	钾 1671mg	钠 2767 mg	水 1282 ml

第2天

能量 2001 kcal	蛋白质 56 g	优质蛋白 30 g	碳水化合物 174 g	脂肪 59 g
钙 262 mg	磷 809 mg	钾 1640 mg	钠 2750 mg	水 1239 ml

第3天

能量 1792 kcal	蛋白质 52 g	优质蛋白 36 g	碳水化合物 119 g	脂肪 60 g
钙 337 mg	磷 598 mg	钾 1080 mg	钠 2554 mg	水 813 ml

注：食谱计算采用开同食谱计算器。

2. 饮食指导后，患者血钙达标，血清白蛋白由初期的 32.6 g/L 升至 38.1 g/L，呈明显上升趋势；血磷由 2.38 mmol/L 降至 1.68 mmol/L，基本达标。健康教育后患者的实验室检查指标见表1-3-8。

表1-3-8 健康教育后患者的实验室检查指标

日期	血红蛋白（g/L）	白蛋白（g/L）	前白蛋白（mg/L）	校正钙（mmol/L）	磷（mmol/L）	钾（mmol/L）	尿酸（μmol/L）
5月17日	117	37.4↓	307	2.55↑	1.76↑	3.83	235
6月16日	114	38.1↓	345	2.43↑	1.68↑	3.79	215

日期	血糖（mmol/L）	$T-CO_2$（mmol/L）	iPTH（pg/ml）	Kt/V	Ccr L/（1.73 m² · w）	铁蛋白（ng/ml）	转铁蛋白饱和度（%）
5月17日	3.95	29	180.6	1.51	55	—	—
6月16日	5.79	23	217.4	—		389	27.3

注：$T-CO_2$：总二氧化碳；iPTH：全段甲状旁腺激素；Kt/V：周尿素清除指数；Ccr：肌酐清除指数。

3. 跌倒评分：跌倒评分30分（低跌倒风险）（评估日期：2023年6月15日）。

4. 疑难血管通路于2023年10月25日应用扣眼穿刺方法穿刺成功（图1-3-4）。

七、护理体会

患者为老年女性，独居，性格外向、独立，对自己行动能力评价过高。每日喜欢外出散步，有三次跌倒史，不愿麻烦女儿，不接受保姆照顾。骨折后活动受限，经常吃外卖、方便食品，如外购熟食、汤料、外卖。治疗方式采用血透联合腹透，近期行动静脉内瘘成形术。

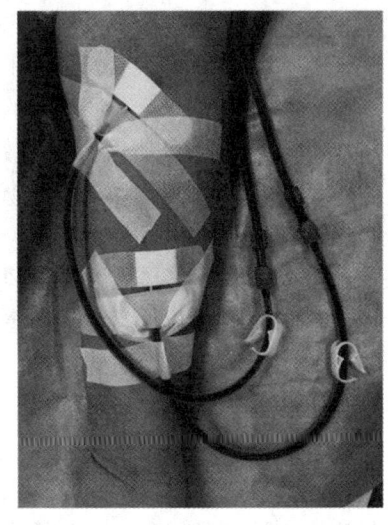

图1-3-4 扣眼穿刺方法穿刺成功

腹膜透析是慢性肾衰竭的主要治疗方法之一。它是通过人体自身的腹膜清除体内多余的水及代谢废物，维持水、电解质及酸碱平衡。相对于血液透析的有利于小分子毒素清除，腹膜透析在清除体内的中、大分子毒素方面更具优势。两种透析模式各有利弊，因此，腹膜透析联合血液透析可以发挥各自的优势，达到取长补短的效果。临床中，这样联合治疗的患者亦不少见，特别需要血液透析中心与腹膜透析中心的密切配合。

跌倒是指突发、不自主、非故意的体位改变，倒在地上或更低的平面上。国际疾病分类将跌倒分为两类：①从一个平面至另一个平面的跌落；②同一个平面的跌倒。跌倒是全球面临的除传染病、非传染病之外的第3组重要健康问题。

现在，医学界已高度关注跌倒的安全管理，将跌倒纳入临床护理质量监测指标。慢病患者缺乏对自身跌倒风险的认识及有效管理，因此相对于住院患者，更易发生院外跌倒。评估跌倒相关的疾病状况、态度、行为等因素可为制订更加精准、有效的跌倒护理措施提供依据。跌倒功效评估患者对完成日常活动时不发生跌倒的自信能力，可反映患者预防跌倒的信心。跌倒效能评分越低，患者跌倒的风险越大。跌倒不仅造成患者身体上的伤害，而且导致功能状态进一步衰退，形成恶性循环，更易发生跌倒。因此，跌倒的预防十分重要。

据报道，有效预防老年人跌倒应制定完善综合的评估护理方案，方案应包括在治疗原发病基础上的医疗干预，如改善营养状况、佩戴助听器改善听力、使用眼镜改善视力、适当用药。遵循循序渐进的原则进行肌力、平衡技巧训练，家属应掌握训练方法，以指导、督促患者训练，必要时采取防护措施。针对老年人理解力下降等特点，辅以图片、视频等形式，进行分阶段、多频次、分重点的健康教育。选择适当的辅助工具以协助生活自理能力受限者。学会识别跌倒的危险因素，提高预防跌倒意识。同时，改善居家环境，使居家环境符合防跌倒标准。保持家庭和睦，加强社会支持，减轻焦虑等负性情绪。对老年人采取综合评估护理方案，可起到预防跌倒的作用，降低老年人院外跌倒的风险。

在普通人群中，跌倒是我国伤害死亡的第4位原因，而在老年人中则为首位。透析人群跌倒的发生率明显高于普通人群。有文献报道，老年血液透析患者发生跌倒的风险较普通人更高。但腹膜透析（腹透）由于其居家治疗的特性，跌倒的发生往往被忽视。

有研究发现，尿量减少是腹透患者跌倒的独立危险因素，可能与随着透析龄延长、残肾功能下降加之腹膜功能减退导致毒素蓄积引起不宁腿综合征、手足抽搐有关，以及容量超负荷时需要大量、快速脱水引起的低血压，都增加了跌倒的风险。糖尿病和降压药的使用也是跌倒的独立危险因素。

本例患者存在低白蛋白血症、高磷血症，同时机体功能评价评分低于正常，跌倒评分属于跌倒高风险，跌倒功效量表评分较高，说明患者可能高估自己的运动能力。我们一方面给予饮食指导，保证患者的营养摄入，纠正低白蛋白血症和高磷血症，另一方面为患者制定了切实可行的运动计划，同时与家属一起做通患者的思想工作，使之接受保姆照顾生活。增加运动量前做运动评估，制定科学的运动处方，不仅要做散步等增加耐力的运动，还应配合深蹲、骑车等增加下肢肌肉量的抗阻运动，多种方法配合以降低患者跌倒的风险。

通过健康教育及与患者、家属充分沟通，患者掌握了预防跌倒的相关知识，提高了预防跌倒的意识，大大降低了再次跌倒的风险。同时使患者了解到高磷血症的危害、高磷饮食的种类，以及避免摄入高磷饮食的策略；并与患者及家属协商解决患者因行动不便导致经常进食外购食物，不仅帮助患者解决了自制饮食的困难，增进了食欲，而且改善了患者的营养状况。

患者害怕内瘘穿刺的疼痛，初期不愿配合进行动静脉内瘘功能锻炼，向患者说明使用 AVF 作为血管通路的优势，并在血液透析治疗过程中由责任护士督促进行内瘘功能锻炼，强调锻炼能力的重要性，患者逐渐打消顾虑，积极配合锻炼。动静脉内瘘成形术后 3 个月，经超声引导下制定了扣眼法穿刺计划，应用三同法原则建立扣眼隧道，3 周后以钝型穿刺针穿刺成功，且消除了患者惧怕穿刺疼痛的顾虑，进一步提高了护理效果。

（芦丽霞）

【参考文献】

[1] 孙崇勇，谢荣兰．血液透析联合腹膜透析治疗肾功能衰竭的效果观察．现代医学与健康研究，2023，7（6）：10-12.

[2] 刘昱秀，商临萍．不同管理模式在病人跌倒预防中的应用研究进展．护理研究，2021，35（6）：1016-1020.

[3] 李芳，刘素，李长风，等．武汉市老年人意外伤害流行状况及其影响因素．医学与社会，2020，33（4）：34-38.

[4] 李苗苗，王青，马玉霞，等．基于快速筛查的老年综合评估指标体系构建．护理学杂志，2019，34（24）：80-83.

[5] 姜彩霞，崔妍妍，张博论，等．老年综合评估工具 CARE 的汉化及信效度分析．护理学杂志，2019，34（24）：83-86.

[6] 李慧芳，杨贵荣，杨长春．老年综合征及老年综合评估应用进展．中国全科医学，2020，23（8）：993-998.

[7] 杨艳蓉，汪子琪．合理化老年综合评估筛查轻度认知障碍并多维度病情分析．中国全科医学，2020，23（9）：1127-1131.

[8] 朱凯怡，陶红．国内外老年综合健康评估工具及应用．中国全科医学，2018，21（22）：2760-2767.

[9] 崔建英，刘燕，熊英．老年综合评估护理方案在老年人院外跌倒防范中的应用．护理研究，2020，34（24）：4473-4475.

[10] 刘建涛，何燕，张军，等．老年综合评估概述及研究进展．中国老年学杂志，2019，39（2）：492-495.

[11] 刘悦，米红．居住环境对老年人跌倒风险的影响分析——基于中国城乡老年人生活状况抽样调查 2015 年数据．人口与发展，2021，27（3）：123-132.

[12] Wang H H, Wu J L, Lee Y C, et al. Risk of serious falls between hemodialysis and peritoneal dialysis patients: a nationwide population-based cohort study. Sci Rep, 2020, 10（1）：7799.

[13] 黄晓敏，章倩莹．腹膜透析患者跌倒发生的现况调查．内科理论与实践，2022，17（3）：248-252.

小 结

CKD患者何时进入长期透析一直是个颇具争议的问题。长期透析的优点可能包括：改善药物治疗无效的尿毒症症状和容量超负荷，以及（或）降低发生危及生命的急性并发症的风险。缺点可能包括：发生透析相关并发症，并会给患者带来不适和不便。所以，对每一位患者，何时开始透析，需要由肾脏科医生与患者共同商讨决定。当医生和患者都认为肾替代疗法的整体益处超过风险时，便是启动长期透析的最佳时机。

现实世界中，中国CKD患者开始透析时的eGFR往往较西方发达国家更低，因此，全身状况可能更加复杂、严重。大多数患者进入透析时合并存在未能达标的高血压，未能纠正的贫血、低白蛋白血症、高磷血症、低钙血症、高钾血症、代谢性酸中毒、继发性甲状旁腺亢进症等，甚至合并心力衰竭。与此同时，开始透析治疗，无论是血液透析还是腹膜透析，患者及家属以往长期养成的生活习惯会有很大改变。因此，患者很容易出现心理上的焦虑。在这个时候，除了医师认真的病情判断和医疗诊治外，护士给予患者精心的医学照护、准确的医学知识传递和健康指导亦十分重要。

对透析患者而言，饮食方面的限制和要求与非透析患者存在较大不同。因此，对所有新入透析的患者，健康指导中必不可少的一部分是营养状态的评估和膳食调查。进一步结合患者的营养评估、膳食调查和实验室检查结果进行有针对性的饮食指导。透析患者容易出现的共性问题包括容量控制，磷、钾的控制，应在饮食指导中重点强调。

另外，健康指导还应包括透析相关知识的宣教、用药指导和心理疏导等内容。比如教会患者如何正确测量体重、监测尿量、自测血压。教会患者各种控制并发症的药物具体使用方法。希望患者通过这些知识的学习和医护人员的不断鼓励，能够消除焦虑情绪，积极配合，顺利完成透析治疗。

对于新入的血液透析患者，指导患者血管通路的监测和维护以及预防透析后跌倒的宣教也是重中之重。相对应地，对新入的腹膜透析患者也需重点教授换液操作方法和外口护理方法。

总而言之，新入透析的患者应该是透析中心的重点患者人群，医生、护士及营养师都应给予这些患者更多的关注。

（武 蓓）

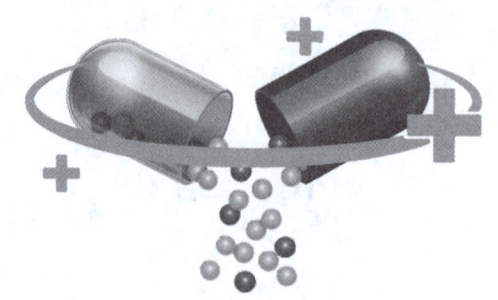

第二章

透析患者典型案例健康指导

第一节 一例糖尿病血液透析患者膳食分析及健康指导

【摘要】本个案通过调查一位原发病为糖尿病肾病的维持性血液透析患者的饮食及生活习惯，结合实验室检查指标，分析其存在的问题，提出改善方案。该患者透析龄18个月，进行血液透析、血液透析滤过治疗，透析充分性达标。经评估，患者的主要问题为血糖控制不佳及容量控制不佳，同时伴有高钾、高磷、低蛋白血症。通过分析患者的饮食记录和生活习惯，发现该患者对终末期肾病的饮食知识缺乏、饮食结构不合理。护士就血糖控制不佳、容量控制不佳的危害以及如何通过饮食调节血糖、控制容量摄入、改善营养状况等相关知识进行指导，同时给予患者心理护理，患者血糖指标、容量管理及血钾、血磷、低蛋白血症明显改善。

【关键词】糖尿病；血液透析；血糖控制；容量控制；营养

一、病例简介

（一）现病史

患者为58岁女性，确诊2型糖尿病14年（2009年），未予重视及规律治疗，确诊糖尿病肾病及多个糖尿病并发症3年（2020年），维持性血液透析2年（2021年）。

患者既往有高血压病史6年，长期口服硝苯地平缓释片、卡维地洛等药物，血压控制不佳，平素血压波动在（120～190）/（60～90）mmHg。否认药物及呼吸道过敏史；首次透析至今未出现透析器及管路过敏反应。

（二）近1个月主诉及病情变化

1. 主诉：胸闷憋气伴双下肢水肿1个月
2. 近1个月（2023年2月）透析前、后血压变化：透前血压波动在（151～230）/（57～84）mmHg；透后波动在（103～175）/（54～89）mmHg。
3. 近1个月（2023年2月）超滤量（图2-1-1）
4. 睡眠状态：睡眠不佳，晨起精神差；平日服用地西泮后睡眠3～5h，失眠情况多。
5. 二便情况：无尿。大便较规律，偶有便秘，便秘时自服乳果糖促排便。

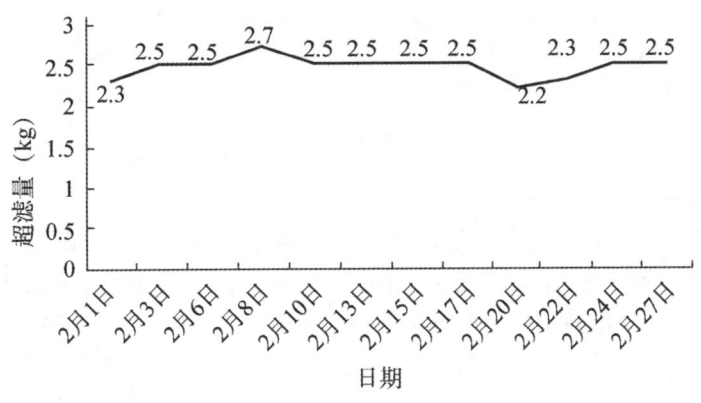

图 2-1-1 2023 年 2 月的超滤量

（三）体格检查

体温 36.7℃；血压 164/75 mmHg；脉搏 62 次 / 分；呼吸 18 次 / 分；身高 159 cm；体重 42 kg。神清语利，颜面部及双下肢轻度水肿。

（四）近 3 个月实验室检查（表 2-1-1）

表 2-1-1 患者 2023 年 2—4 月血生化指标

日期	血红蛋白（g/L）	白蛋白（g/L）	甘油三酯（mmol/L）	低密度脂蛋白胆固醇（mmol/L）	校正钙（mmol/L）	磷（mmol/L）	钾（mmol/L）	尿酸（μmol/L）
2 月 6 日	86 ↓↓	27.3 ↓↓	—	—	2.31	1.35	6.94 ↑	427.2 ↑
3 月 13 日	89 ↓↓	32.2 ↓↓	0.45	1.83 ↓	2.21	1.56 ↑	5.69 ↑	434.3 ↑
4 月 14 日	84 ↓↓	34.7 ↓↓	1.75 ↑	3.25	2.19	2.27 ↑↑	5.91 ↑	357.8

日期	血糖（mmol/L）	T-CO$_2$（mmol/L）	CRP（mg/L）	iPTH（pg/ml）	Kt/V	URR（%）	铁蛋白（ng/ml）	转铁蛋白饱和度（%）
2 月 6 日	13.0 ↑	22.9	1.2	—	—	—	—	—
3 月 13 日	16.1 ↑	25.1	1.9	224.4	1.29	65.3	512.6 ↑	34.9
4 月 14 日	—	20.6 ↓	—	101.5 ↓	—	—	—	—

注：T-CO$_2$：总二氧化碳；CRP：C 反应蛋白；iPTH：全段甲状旁腺激素；Kt/V：尿素清除指数；URR：尿素下降率。

（五）其他辅助检查

胸部 CT：左肺下叶见链状高密度及其周围软组织密度影，较前所示相仿。右侧少量胸腔积液，且邻近肺组织膨胀不全。心影略显增大，冠状动脉走行区见钙化影。

心脏超声检查：射血分数（EF）63%。肺动脉压力测定：PASP 30 mmHg。室间隔心肌肥厚；主动脉瓣退行性病变，主动脉瓣轻度反流；二尖瓣轻中度反流；三尖瓣轻度反流；左室舒张功能减低。

（六）诊断

慢性肾病 5 期
　糖尿病肾病
　维持性血液透析
　肾性贫血
　低白蛋白血症
　高磷血症

高钾血症
代谢性酸中毒
2型糖尿病
高血压3级（极高危）

（七）透析治疗方案

规律透析：高通量血液透析3次/周；血液透析滤过2次/月。血流速度180～220 ml/min，透析液流速500 ml/min。透析液处方：钠138 mmol/L、钙1.5 mmol/L、钾2.0 mmol/L、碳酸氢根35 mmol/L。抗凝方案：低分子肝素5000 IU，透析前静脉注射。静脉药物：左卡尼汀1.0 g，透析后静脉注射；蔗糖铁注射液100 mg，1次/月，静脉输液；人促红细胞生成素注射液10000 IU/周，静脉注射。口服药物：见表2-1-2。

表2-1-2 患者口服药物列表

药物作用	名称	剂量	频次
控制血压	硝苯地平缓释片	30 mg	2次/日
降磷	碳酸镧咀嚼片	500 mg	3次/日
降钾	环硅酸锆钠散	10 g	3次/周（非透析日）

二、营养评估

（一）人体测量

身高159 cm；体重42 kg；体质指数（BMI）16.4 kg/m²（消瘦）；上臂围22.5 cm（轻度减少）；肱三头肌皮褶厚度10.1 mm（皮下脂肪中度减少）；上臂肌围17.8 cm（肌肉量中度减少）；握力19.8 kg（正常）。

（二）营养评分

主观综合营养评分（SGA）：轻中度营养不良（B）（图2-1-2）。

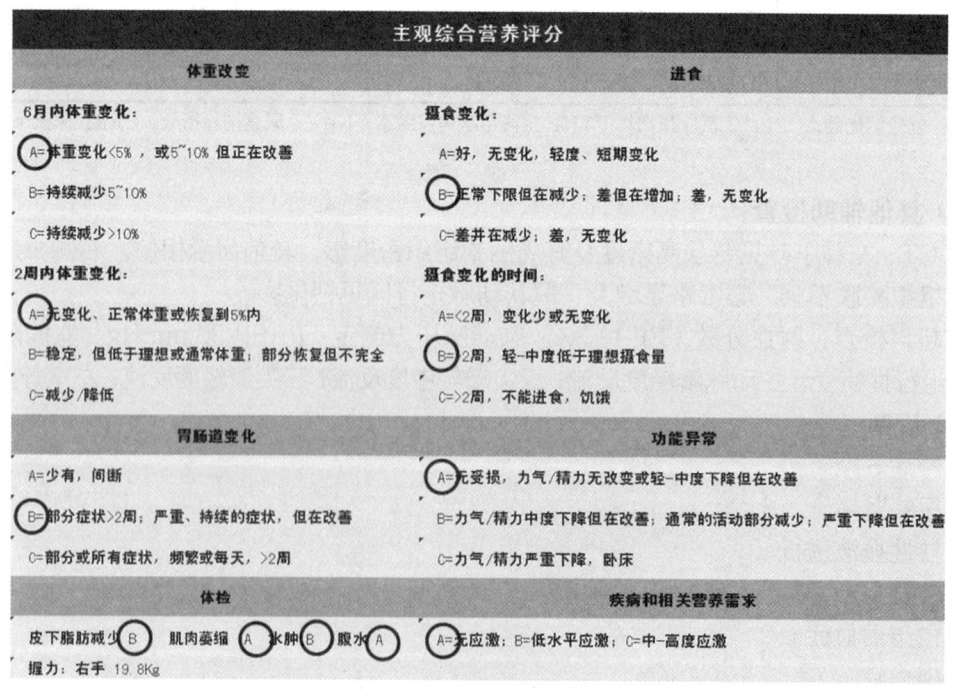

图2-1-2 患者主观综合营养评分（截图）

（三）膳食调查

根据当日化验，对患者进行24 h回顾调查是经常使用也是最简单的膳食调查方法，在实际工作中一般连续回顾3天。本案例中的患者不能复述出1天中的所有食物，因此又进行了7日食物频数调查，用以研究1周内日常摄入量和患者饮食习惯与慢性疾病的关系。

1. 24 h膳食回顾调查：依据中国肾病食品交换份，估算摄入谷薯类10~12份、水果类2份、蔬菜类2~3份、肉蛋类1~2份、油脂类3份，具体见表2-1-3。

表2-1-3　患者24 h膳食回顾调查

餐次	食品名称	原料重量（g）	酒、水、饮料（ml）	进餐地点
早餐	煮面条	（小麦粉）70	200	家中
	菠菜	200		
加餐	沙琪玛	100		家中
中餐	馒头	100		家中
	红薯	100		
	扁豆	300		
加餐	苹果、柚子	400		家中
晚餐	油条	100	500	家中
	豆角	200		
加餐	奶油蛋糕	150		家中

2. 食物频率/数调查：主食以馒头、面条为主，喜食蛋糕、饼干等零食，水果摄入不控制，每日优质蛋白摄入不足（表2-1-4）。

表2-1-4　食物频率/数调查

食物种类	食用次数（次/周）				
	0	1	2~3	4~6	7及以上
谷薯类					√
杂豆类	√				
蔬菜类					√
菌藻类	√				
水果类					√
蛋类			√		
水产品		√			
畜禽肉			√		
动物肝脏		√			
血制品	√				
大豆制品			√		
坚果	√				
奶及奶制品	√				
油炸、烧烤食品				√	
零食					√（蛋糕、饼干）
饮料		√			

三、心理、跌倒评估

焦虑自评量表（SAS）：33分（正常）；抑郁自评量表（SDS）：42分（轻度抑郁）；跌倒评分（Morse）：22（跌倒低风险）。

四、健康教育问题

（一）心理状态评估

心理问题：患者性格内向，平日饮食由配偶及儿子照料，由于患病时间长，经济能力不佳，出现抑郁情绪，对生活缺乏希望。

（二）知识缺乏

知识缺乏：知道自己的疾病及部分诊断，但对自我健康管理知识缺乏，如对高血糖的危害、糖尿病肾病饮食原则等均不了解。

（三）营养评估分析

1. 人体测量：消瘦，透析间期体重增长＞干体重的5%。
2. 问卷调查：轻中度营养不良。
3. 膳食调查：饮食结构不合理，谷薯类摄入超过推荐摄入量3倍，水果摄入量超过推荐量1倍，零食速食品摄入频率高。
4. 实验室检查：低白蛋白血症、高钾血症、代谢性酸中毒。

五、健康指导

（一）饮食指导

告知糖尿病患者膳食摄入的原则：适宜碳水化合物摄入，谷类作为碳水化合物的主要来源。食品性状以固体为主，如馒头、米饭等，避免进食米粥类。选择富含优质蛋白的食物。选用瘦肉及鱼虾、豆制品，少选肥肉和内脏等富含饱和脂肪酸、胆固醇的食品。限制饱和脂肪酸摄入，反式脂肪酸的摄入应尽量减少。烹饪提倡使用植物油，如花生油、大豆油、葵花子油、橄榄油、茶油、亚麻籽油等不饱和脂肪酸丰富的油类，避免动物油、黄油、椰子油等富含饱和脂肪酸的油类。减少人造奶油、起酥油、代可可脂等含有反式脂肪酸食物的摄入。蔬菜和水果处理后食用。水果含有一定量的单糖和双糖，若食用后血糖升高，则控制好血糖后再适当选用。避免食用果干（图2-1-3）。

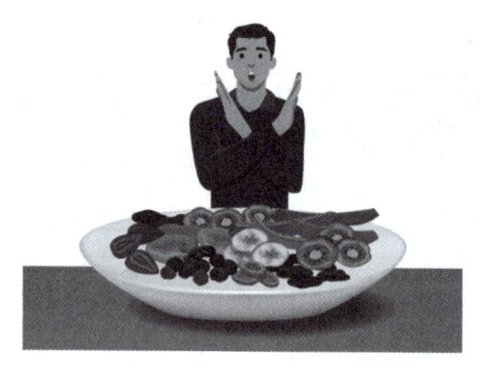

图2-1-3 避免食用果干

（二）计算能量和营养素摄入量

1. 计算标准体重：[159（cm）−100]×0.9（kg）−2.5（kg）=50.6（kg），患者实际体重42 kg，低于标准体重17%，判断为消瘦。
2. 计算每日所需能量：每日摄入能量推荐在30～35 kcal/kg，按照标准体重结合患者实际体重、活动量，推荐全天所需能量为1500～1800 kcal。
3. 计算每日蛋白质摄入量：1.0～1.2 g/（kg·d），为51～61 g，要求至少50%为优质蛋白，为25～31 g（食品交换份4～5份）。
4. 脂肪供能占25%～35%，脂类摄入3份，其中饱和脂肪酸不超过10%，反式脂肪酸不超过1%。可适当提高n-3脂肪酸和单不饱和脂肪酸摄入量。
5. 在保证血糖控制稳定的基础上，碳水化合物供能推荐占比55%～65%。限制精制糖摄入。

6. 以食物蛋白质为基础的交换份分配不同类别的食物,其中谷类(即主食等)4～5份(含蛋白质16～23 g),薯类钾含量较丰富,高钾血症期间暂时避免选择,瓜类蔬菜1份(0～1 g蛋白质),叶类蔬菜1份(4 g蛋白质),水果1份(0～1 g蛋白质),肉、蛋、奶、大豆类4～5份(28～35 g蛋白质),油脂类3份(0 g蛋白质)。

(三)指导患者预防高钾血症

向患者及家属讲解高血钾的危害,尤其是节假日、朋友聚餐时一定要严格控制。少食或不食含钾高的食物,如橘子、蘑菇、紫菜、香菜、葡萄干、马铃薯等。可摄入含钾较低的食物,如冬瓜、西葫芦、南瓜、茄子、芹菜、大白菜等。建议蔬菜先切后洗,绿叶蔬菜先用清水浸泡半小时以上,洗干再用开水焯后食用。罐头食品不食汤汁。不食用市面上的低钠盐或无盐酱油等(详见《透析患者膳食案例分析与健康指导》第四章)。

(四)指导患者低磷饮食

食物中的磷主要来源于动物和植物蛋白中的磷及加工食品中的含磷添加剂,尽量避免进食深加工食品,建议购买时阅读食品配料表,选择不含磷添加剂的食品,减少来源于食品添加剂的无机磷摄入。此外,指导患者过多摄入粮食类的饮食结构是造成高磷血症的主要原因之一,应平衡膳食结构,增加优质蛋白的摄入以增加蛋白质的合成,提高生物利用度。

少食或不食含磷高的食物,如松子、芝麻酱、虾皮、罐头、口蘑、海鱼、腰果、黄豆、奶粉等。建议选择磷含量较低的蛋白质食物,如蛋清、瘦牛肉、牛奶、海参等。

应用烹饪方法水煮去磷:水煮后豆类中的磷含量下降48%,肉类中的磷含量下降38%。肉水煮前,在冷水中浸泡1 h更佳。

(五)指导患者控制液体及食盐摄入

指导患者注意控制水分,养成有计划小口喝水的习惯,饮食清淡,稍微口渴时可以清水漱口后吐掉,尽量保证透析间期体重增加<干体重的5%。注意控制钠盐摄入,每日食盐用量<5 g,避免高钠食物如酱油、鸡精、腐乳、咸菜、虾皮、火腿、香肠等的摄入。

六、健康干预效果评价

营养治疗干预1个月后请患者进行了3日饮食食谱记录(表2-1-5)。使用食谱计算器对患者的3日饮食进行分析,所得结果如下:膳食热量(1600 kcal±),蛋白质(60 g±),优质蛋白(50%±)以及膳食磷(800 mg±),摄入量符合推荐摄入量。随访患者实验室指标(近3个月实验室指标见表2-1-6),血钾、血磷水平有所改善。健康干预3个月后患者干体重由原来的42 kg增加到42.5 kg,透析间期体重增长<5%,透析超滤量见图2-1-4;透析过程中血压维持在(114～146)/(60～85)mmHg。

表2-1-5　3日膳食称重记录单

第1天(透析日)		第2天(非透析日)		第3天(周末)	
食物	食物的量(g)	食物	食物的量(g)	食物	食物的量(g)
早餐		早餐		早餐	
馒头	50	蒸素包		蛋清	60
低脂牛奶	250 ml	面粉	100	馒头	50
煮鸡蛋	50	白菜	100	拌黄瓜	100
莱阳梨(加餐)	100	低脂牛奶	250 ml	低脂牛奶	250 ml
		苹果(加餐)	100	柚子(加餐)	100

（续表）

第1天（透析日）		第2天（非透析日）		第3天（周末）	
食物	食物的量（g）	食物	食物的量（g）	食物	食物的量（g）
午餐		午餐		午餐	
米饭	100	馒头	100	猪肉白菜蒸包	
猪肉丸子汤		彩椒里脊丝		面粉	150
猪瘦肉	100	彩椒	15	白菜	150
凉拌菠菜	100	里脊丝	50	猪瘦肉	100
白面包35（面粉）	25	钙奶饼干	25	白面包35（面粉）	25
晚餐		晚餐		晚餐	
米饭	100	白米饭	100	炒芹菜	100
冬瓜炖牛腩		黄瓜	100	酱牛肉	50
牛腩肉	50	猪肉炒花菜		米饭	100
冬瓜	150	花菜	100		
		猪瘦肉	50		
		煮鸡蛋	50		
矿泉水	500 ml	矿泉水	500 ml	矿泉水	500 ml
油脂：30 g　盐：3 g　酱油：5 ml		油脂 30 g　盐：3 g　酱油：5 ml		油脂：30 g　盐：3 g　酱油：5 ml	

以下由医师/护士计算后填写：

第1天

能量 1635 kcal	蛋白质 62.9 g	优质蛋白 35 g	碳水化合物 270 g	脂肪 30 g
钙 307 mg	磷 810 mg	钾 1488 mg	钠 2819 mg	水 1250 ml

第2天

能量 1691.5 kcal	蛋白质 61.9 g	优质蛋白 34 g	碳水化合物 300 g	脂肪 32 g
钙 185 mg	磷 958.5 mg	钾 2193.5 mg	钠 2714 mg	水 1433 ml

第3天

能量 1604 kcal	蛋白质 57.6 g	优质蛋白 42 g	碳水化合物 300 g	脂肪 35 g
钙 602.3 mg	磷 964.5 mg	钾 1885.5 mg	钠 1885.5 mg	水 1371 ml

注：食谱计算采用开同食谱计算器。

表 2-1-6　患者2023年5—7月血生化指标

日期	血红蛋白（g/L）	白蛋白（g/L）	甘油三酯（mmol/L）	低密度脂蛋白胆固醇（mmol/L）	校正钙（mmol/L）	磷（mmol/L）	钾（mmol/L）	尿酸（μmol/L）
5月17日	95↓	—	—	—	1.86↓	2.84↑↑	5.1	423.2↑
6月12日	108↓	34.7↓	1.75	3.25	2.09↓	2.51↑↑	5.2	477.6↑
7月24日	116	36.68↓	1.07	3.36	2.22	2.11↑↑	5.21	432.5↑

（续表）

日期	血糖 （mmol/L）	T-CO$_2$ （mmol/L）	CRP （mg/L）	iPTH （pg/ml）	Kt/V	URR （%）	铁蛋白 （ng/ml）	转铁蛋白饱和度 （%）
5月17日	10.2↑	21.2↓	—	—	1.14	64.9	95.44	—
6月12日	9.8↑	20.2↓	0.82	134.0	—	—	110.5	34.9
7月24日	10.2↑	25.5	—	101.5	1.32	65.3	253.9	—

注：T-CO$_2$：总二氧化碳；CRP：C反应蛋白；iPTH：全段甲状旁腺激素；Kt/V：尿素清除指数；URR：尿素下降率。

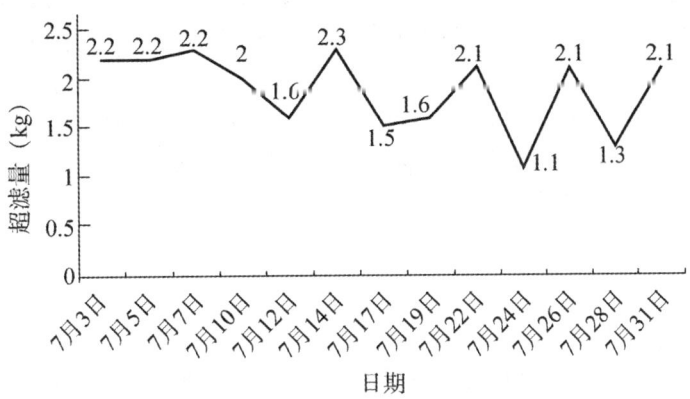

图2-1-4 2023年7月的超滤量

七、护理体会

原发病为糖尿病肾病的新入透析患者呈逐年增加的趋势，在很多透析中心，糖尿病肾病已成为终末期肾病的首位病因。该人群合并症多、预后差，结合血糖随透析波动的特点，透析中容易发生各种急性并发症，且多伴有血压、容量管理不佳。本案例经过准确的前期评估、细致的护理工作以及深入的患者教育，使患者膳食结构不合理、血糖及容量控制不佳等问题得以解决，为临床对糖尿病透析患者的诊疗和护理提供参考。

本案例中，护理人员了解到患者原发病为糖尿病肾病，既往有高血压病史。通过评估患者的营养状态、调查患者的饮食习惯，发现患者长期饮食结构不合理。经与患者沟通，加强宣教指导，同时根据患者饮食习惯制定了个性化的饮食指导方案。在护理人员和患者的共同努力下，经过调整饮食结构，营养明显改善，虽然干体重无明显下调，容量已得到很好的控制，血糖、血钾及血磷水平达标，确保了患者的医疗质量。

（王艳婷 崔 莉）

【参考文献】

[1] 中华医学会内分泌学分会，中国内分泌代谢病专科联盟. 中国糖尿病合并慢性肾脏病临床管理共识. 中华内分泌代谢杂志，2024，40（6）：455-461.

[2] WS/T 557—2017 慢性肾脏病患者膳食指导.

第二节 一例合并冠心病、焦虑症状的血液透析患者的护理

【摘要】 本个案是一位合并冠心病的维持性血液透析患者，在遭遇应激事件（新冠病毒感染疫情初期突然的住院集中医学观察）后，出现情绪剧烈波动，进而出现急性冠脉综合征表现。患者为老年男性，透析龄16年，有心力衰竭病史、糖尿病史，存在冠心病、钙磷代谢紊乱、血管钙化等，情绪的剧烈起伏极易引发心血管事件。患者既往透析充分性达标。通过对患者的访谈，发现患者性格略偏激、易情绪化，负面情绪不易化解，极易受到外界环境的干扰。护士依靠平日与患者建立的稳固的信任关系，以疏解情绪为主，允许患者自述不满、自我修复，为患者提供了心理支持，患者预后较好。对类似患者应有所警惕，关注患者心理情绪的变化。

【关键词】 焦虑症状；心理支持；冠心病

一、病例简介

（一）现病史

患者为79岁男性，19年前（2004年）因拔牙检查，发现血肌酐440 μmol/L，16年前血肌酐升至600 μmol/L，开始维持性血液透析。

28年前确诊高血压，长期口服降压药治疗，控制尚可。室性期前收缩15年，未接受特殊治疗/药物治疗。8年前确诊为冠心病，5年前曾因急性肺水肿、代谢性酸中毒及心力衰竭等急诊住院治疗，缓解后出院。既往痛风病史20年，无肝炎、结核病史，尿毒清、析清过敏，表现为腹泻。已戒烟、戒酒多年，适龄结婚，育有1女，家人体健，否认家族遗传史。

（二）透析治疗方案

血管通路：左侧自体动静脉内瘘；透析模式：每周2次HD（FX-60），1次HDF（HF80S）；血流速度250 ml/min，透析液流速500 ml/min，透析液处方：Na^+ 138 mmol/L，Ca^{2+} 1.5 mmol/L，K^+ 2.0 mmol/L，HCO_3^- 在一列 37 mmol/L（含糖透析液）；抗凝方案：那屈肝素钙注射液 6000 IU，静脉注射。透析中用药：促红细胞生成素（济脉欣）3000 IU，3次/2周，皮下注射；蔗糖铁100 mg，1次/2周，静滴；左卡尼汀1 g，3次/周，静注。口服药物：以降脂、降压、降磷、扩冠、抗血小板类、降PTH、纠酸、催眠、营养神经药物为主，药物负担较重（表2-2-1）。

表2-2-1 患者用药情况

名称	剂量	频次	名称	剂量	频次
盐酸曲美他嗪	20 mg/片	2次/日	别嘌醇	0.1 g	2次/日
硝酸甘油	1片 100 mg	1次/周	司维拉姆	2400 mg	3次/日
硝苯地平控释片	30 mg	1次/日	盖三醇	1 μg	3次/周
单硝酸异山梨酯缓释片	40 mg	2次/日	西那卡塞	50 mg	1次/晚
拜阿司匹林	100 mg	1次/日	复方α-酮酸	2片	3次/日
阿托伐他汀	20 mg	1次/日	复合维生素B	1片	1次/日
培哚普利	4 mg	1次/日	维生素C	0.1 g	1次/日
甲钴胺	0.5 mg	1次/日	碳酸氢钠	1.5 g	2次/日
甲硝唑	0.2 g	1次/日	艾司唑仑	1片	1次/日

(三)体格检查及护理评估

体温 36.0℃,BP 110/90 mmHg,脉搏 82 次/分,呼吸 18 次/分,身高 175 cm,体重 73.5 kg。神清,全身浅表淋巴结未触及肿大。皮肤干燥,无红肿、破溃、皮疹等;指间、掌指、腕、肘、膝、髋关节无明显肿胀、压痛及变形,活动无受限。听力下降,拐杖辅助进出透析室,Morse 评分 40 分(中度跌倒风险),其余日常生活自理,平日自行驾电动三轮车往返透析。

血管通路物理检查 视诊:皮肤清洁、无红肿、无渗血及破损表现,双侧肩颈、胸壁、颜面部无红肿及浅表血管扩张;吻合口及瘘体震颤良好,无异常增强、减弱或消失;瘘体血管壁弹性良好,无搏动增强或减弱、消失。听诊:可闻及内瘘血管杂音弥漫、连续、低调、收缩期/舒张期均存在。举臂试验(-),搏动增强试验(-)。

睡眠状态:医学观察期间每日失眠,催眠药助眠,每日睡眠 3~4 h。

近 3 年心理、社会评估:焦虑自评量表(SAS),抑郁自评量表(SDS),领悟社会支持量表评分(图 2-2-1、图 2-2-2)。患者可疑易焦虑人格,家庭内、外社会支持度较高,与前期相比,隔离期间 SAS、SDS 得分提示可疑焦虑、抑郁状态,感知社会支持度降低。

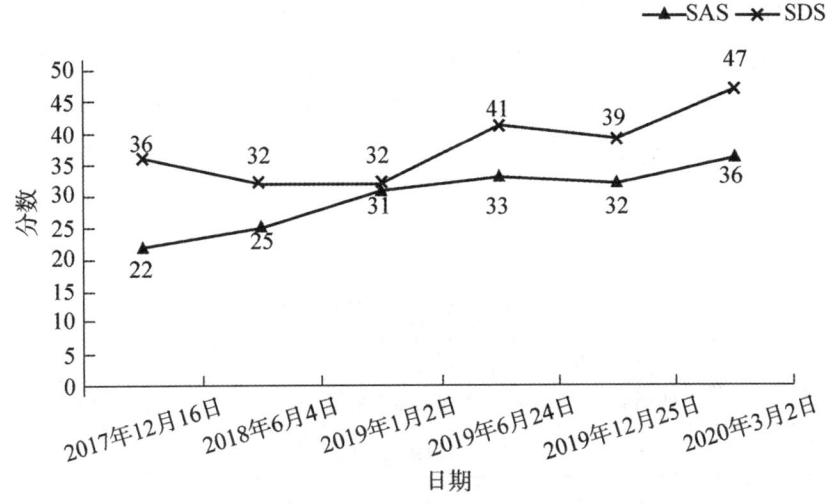

图 2-2-1 患者近 3 年心理评估

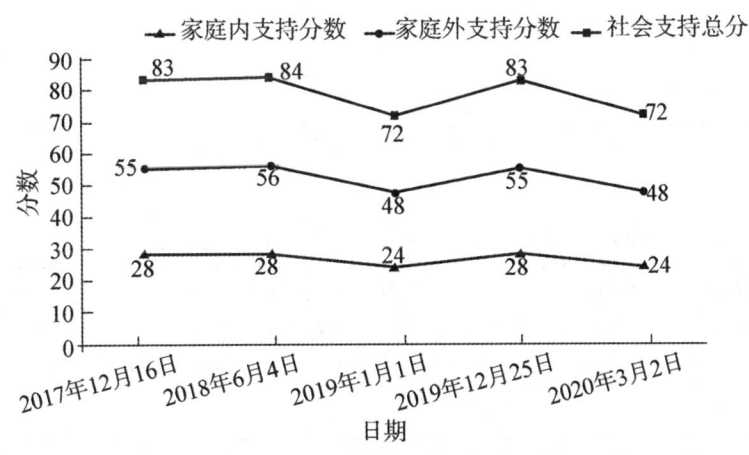

图 2-2-2 患者近 3 年领悟社会支持水平

(四)实验室检查

既往透析规律。Kt/V:1.23~1.40,URR:70,近 1 年血红蛋白 99~113 g/L,钾 3.37~

5.40 mmol/L，血磷 1.85～2.16 mmol/L，钙 2.32～2.67 mmol/L，白蛋白 38.1～42.7 g/L，甲状旁腺激素（parathormone，PTH）252.67～520.86 pg/ml，BNP 1734 pg/ml，总二氧化碳 19.2～32.4 mmol/L。

（五）集中医学观察期间主诉及病情变化

1. 背景：2020 年 2 月 17 日—3 月 2 日新冠疫情伊始，由于一名患者确诊新冠肺炎，该血透中心全部患者进行集中医学观察。

2. 病情变化：本例患者多次出现情绪激动情况。医学观察 14 天中，病情出现急剧变化。医学观察期间规律透析，脱水量每次 0.3～0.4 kg。3 月 1 日（周日）主诉"睡眠中突发喘憋、不能平卧，既往透析时曾有胸痛发作，隔离期间再次反复出现"，无发热、咳嗽、咳痰等，无头晕、意识障碍，血红蛋白 99 g/L↓，血磷 1.85 mmol/L↑，白蛋白 38.1 g/L↓，总二氧化碳 32.4 mmol/L，BNP 1734 pg/ml↑，纤维蛋白原 384 mg/dl，D- 二聚体 262 ng/ml↑，肌钙蛋白 0.697 ng/ml↑，肌红蛋白 303 ng/ml↑，肌酸激酶 2.82 ng/ml↑，C 反应蛋白 14.8 mg/L↑，考虑不稳定型心绞痛，建议心内科住院，患者拒绝。医嘱予吸氧、控制血压，硝酸异山梨酯注射液持续泵入，调整透析方式为 CRRT，时间 4 h，超滤量 0.3 kg。CRRT 前 170/100 mmHg，心率 103 次 / 分，透析过程中情绪激烈，提前 30 min 结束治疗。3 月 8 日晨以主诉"持续喘憋、胸闷、偶有胸痛"于急诊就医，进行加透 1 次，症状缓解，查血纤维蛋白原 610 mg/dl，D- 二聚体 317 ng/ml↑，C 反应蛋白 25.5 mg/L↑，总二氧化碳 26.6 mmol/L，拒绝进一步就诊。3 月 31 日复查血 NT-proBNP > 35000 pg/ml↑，肌钙蛋白 0.064 ng/ml↑，肌红蛋白 159.4 ng/ml↑，肌酸激酶 1.47 ng/ml，C 反应蛋白 1.7 mg/L（表 2-2-2，表 2-2-3）。

表 2-2-2　患者隔离前、隔离中生化指标

日期	血红蛋白（g/L）	尿酸（μmol/L）	钾（mmol/L）	磷（mmol/L）	钙（mmol/L）
2019 年 12 月—2020 年 2 月	99～113	96～349	3.37～5.40	1.85～2.16	2.32～2.67
2020 年 3 月	99↓	317	4.36	1.85↑	2.37

日期	白蛋白（g/L）	T-CO$_2$（mmol/L）	iPTH（pg/ml）	Kt/V	URR（%）
2019 年 12 月—2020 年 2 月	38.1～42.7	19.2～32.4	252.67～520.86	1.23～1.40	69.492
2020 年 3 月	38.1↓	32.4↑	520.86↑		69.492

注：T-CO$_2$：总二氧化碳；iPTH：全段甲状旁腺激素；Kt/V：周尿素清除指数；URR：尿素下降率。

表 2-2-3　患者医学观察前、医学观察中生化指标

日期	BNP（pg/ml）0～100	NT-pro BNP（pg/ml）< 125.0	纤维蛋白原（mg/dl）200～400	D- 二聚体（ng/ml）0～243	肌钙蛋白（ng/ml）0.00～0.040	肌红蛋白（ng/ml）17.4～105.7	肌酸激酶（ng/ml）0.6～6.3
2018 年 7 月 9 日			458↑	607↑			
2020 年 3 月 1 日	1734↑		384	262	0.697↑	303.0↑	2.82
2020 年 3 月 8 日			610↑	317			
2020 年 3 月 31 日		> 35000↑			0.064	159.4	1.47

注：BNP：B 型利钠肽；NT-proBNP：N 端前 B 型利钠肽。

患者近期血压变化：2020年1—4月（共43次透析）无透析中低血压，存在透析中高血压（表2-2-4）。医学观察前、中、后1周血压状况：医学观察后血压波动明显，具体见图2-2-3。

表2-2-4 2020年1—4月透析血压异常情况（n=43）

	无	轻度	中度	高度
透析前高血压	4（9.30%）	12（27.91%）	15（34.88%）	12（27.91%）
透析中高血压	14（32.56%）	6（13.95%）	10（23.26%）	13（30.23%）
透析后高血压	43（100%）	0	0	0

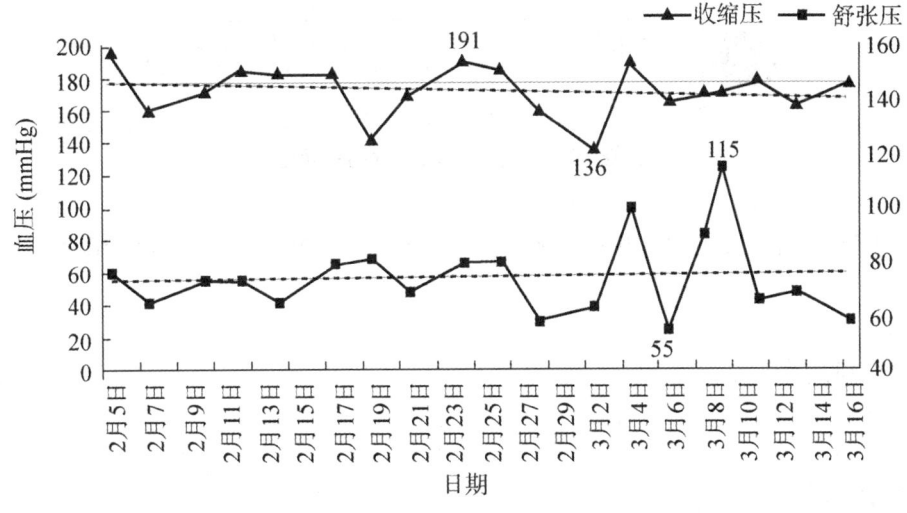

图2-2-3 医学观察期间患者血压水平（2020年2月5日—3月16日）

3.膳食调查：医学观察期间所有患者由医院营养部根据透析患者饮食原则配餐，但本例患者食欲差，经24 h膳食调查，患者饮食量为所送配餐的1/4左右，具体见表2-2-5。依据中国肾病食品交换份（图2-2-4），估算患者每日摄入谷薯类2份，水果类0份，蔬菜类1份，肉蛋类3份，油脂类不详。

表2-2-5 集中医学观察期间24 h膳食回顾（2020年3月）

24 h膳食回顾表				
餐次	食品名称	原料重量（g）	酒、水、饮料（ml）	进餐地点
早餐	菜肉包子	面粉30、瘦肉20、配菜20	粥200	住院病房
中餐	土豆鸡丁 黄瓜鸡蛋肉片 清炒快菜 米饭	鸡肉25，土豆12 猪肉12，鸡蛋13，黄瓜12 快菜75 大米25	酸奶100 水200	住院病房
晚餐	清蒸龙利鱼 青椒胡萝卜肉丝 米饭	龙利鱼25 猪肉18，青椒10，胡萝卜10 菜花62，番茄12 大米25	酸奶100 水200	住院病房

4. 辅助检查

（1）ECG：3月1—8日，胸前导联ST段压低。

（2）超声心动：4月1日主动脉瓣轻度反流，左房、左室扩大，室间隔基底段增厚，左室壁运动弥漫性减低，左室收缩及舒张功能减低，少量心包积液，二尖瓣轻中度反流，肺动脉收缩压轻度增高，三尖瓣轻度反流。射血分数38.41%，左室舒张末期内径5.52 cm，收缩末期内径4.56 cm，左房前后径4.03 cm。

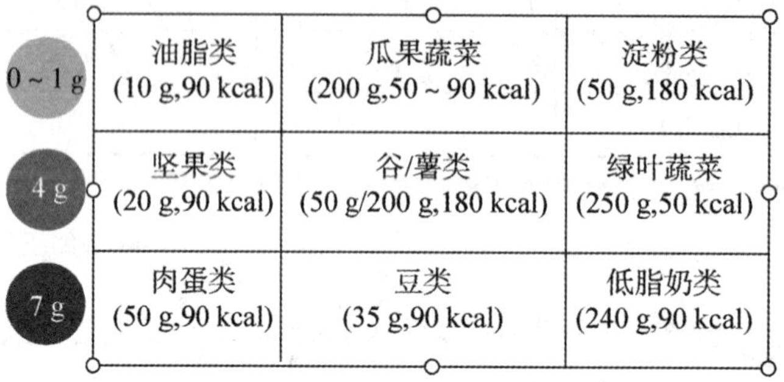

	油脂类 (10 g, 90 kcal)	瓜果蔬菜 (200 g, 50~90 kcal)	淀粉类 (50 g, 180 kcal)
0~1 g			
4 g	坚果类 (20 g, 90 kcal)	谷/薯类 (50 g/200 g, 180 kcal)	绿叶蔬菜 (250 g, 50 kcal)
7 g	肉蛋类 (50 g, 90 kcal)	豆类 (35 g, 90 kcal)	低脂奶类 (240 g, 90 kcal)

图2-2-4　中国肾脏病食物交换份

（3）人体成分分析生物电阻抗法：2020年3月9日，水负荷（overhydration，OH）+0.3 L。

5. 诊断

慢性肾病5期
　　维持性血液透析
　　肾性贫血
　　肾性骨病
急性冠脉综合征
　　窦性心律
　　心功能Ⅳ级
高血压
焦虑症

二、病例特点

老年男性，易焦虑、偏执，心力衰竭；慢性病程急性发作，医学观察期间营养状态改变、无残余肾功能。存在冠脉问题：射血分数35%，急性冠脉综合征不除外，事件的发生可能由于心肌、冠脉病变，而非容量负荷。存在慢性肾病矿物质与骨代谢异常（chronic kidney disease mineral and bone disorder, CKD-MBD）：患者长期存在高PTH、钙磷代谢紊乱、糖尿病史，存在血管钙化，可能导致心脑血管事件；患者皮肤干燥、无水肿，结合透析后主诉（非不可平躺、喘憋症状，而是心脏不适）、生物电阻抗分析（OH：+0.3 L）推断医学观察及其后的主要问题来源于心脏，容量负荷非主要问题。

三、治疗及随访

（一）治疗

予患者对症支持治疗，多次以生物电阻抗辅助调整干体重（图2-2-5）：扩冠，缓慢降干体重，增加透析次数至4次/周，4小时/次，调节血压。嘱患者低磷、低钾、优质低蛋白饮食，限盐、限水，其他药物治疗同前。

(二)随访

2020年5—7月,NT-proBNP > 35000 pg/ml,2020年10月,NT-proBNP 1120 pg/ml。超声心动提示:射血分数59.81%,左室舒张末期内径4.8 cm,收缩末期内径3.27 cm,左房前后径3.82 cm。血红蛋白116 g/L,白蛋白44 g/L,Kt/V 1.52,URR 72.43(表2-2-6)。

患者一般状况可,除外透析后疲劳感,无其他特殊不适,仍主诉"容易焦虑、气愤而失眠",但较医学隔离期间明显好转,无需服用催眠药,每日午休1~4 h,夜间5 h,透析日午休时间长,透析日易疲劳,食欲明显好转。2020年11月24 h膳食回顾见表2-2-7,依据中国肾病食品交换份(图2-2-4),估算摄入谷薯类5~6份,水果类0份,蔬菜类1~2份,肉、蛋、奶、大豆类约4份,坚果类4份,油脂类2份。继续充分透析,规律用药,随观。2020年2—11月干体重及透析间期体重增长量见图2-2-5。

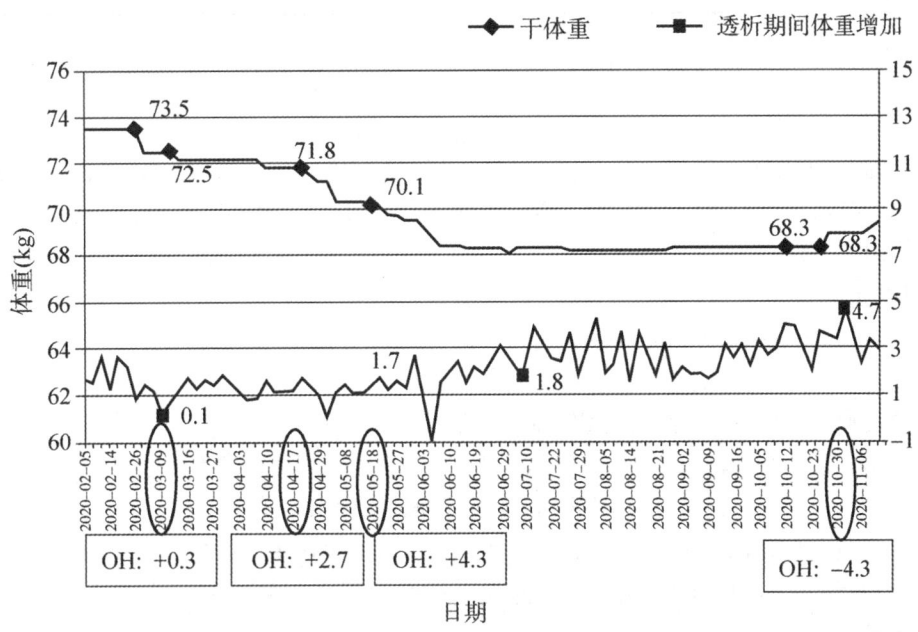

图2-2-5　2020年2—11月干体重及透析间期体重增长量

表2-2-6　患者不同时期血生化指标

日期	血红蛋白(g/L)	尿酸(μmol/L)	钾(mmol/L)	磷(mmol/L)	钙(mmol/L)
2019年12月—2020年2月	99~113	96~349	3.37~5.40	1.85~2.16	2.32~2.67
2020年3月	99	317	4.36	1.85	2.37
2020年10月	116	93	5.2	2.1	2.5
日期	白蛋白(g/L)	总二氧化碳(mmol/L)	iPTH(pg/ml)	Kt/V	URR(%)
2019年12月—2020年2月	38.1~42.7	19.2~32.4	252.67~520.86	1.23~1.40	69.492
2020年3月	38.1	32.4	520.86		69.492
2020年10月	44	22.6	476.67	1.52	72.43

注:iPTH:全段甲状旁腺激素;Kt/V:尿素清除指数;URR:尿素下降率。

表 2-2-7 患者集中医学观察后 24 h 膳食回顾（2020 年 11 月）

餐次	食品名称	原料重量（g）	酒、水、饮料（ml）	进餐地点
早餐	菜肉包子 咸菜	面粉 60、瘦肉 40、配菜 40 咸菜：50	豆浆 200	家中
加餐	蜂蜜小蛋糕 3 个	面粉：50	茶水 200	家中
中餐	烩菜半碗 白菜肉小包子 5 个	烩菜：土豆 50、白菜 70、粉条 30、冻豆腐 20 包子：面粉 60、瘦肉 55、白菜 40	北冰洋饮料 200	家中
加餐	西瓜子 2 把	瓜子仁 80	茶水 200	家中
晚餐	拌面 1 碗，弃汤	面粉 100、瘦肉 35、白菜 40		家中

四、护理体会

患者有基础心脏疾病，应集中医学观察要求，突然的单间隔离和远离亲友对患者属于应激事件，剧烈的心理抵抗造成情绪强烈波动，继而影响患者睡眠、饮食、血压等，加之患者心血管的基础疾病，造成急性恶化。

（一）护理诊断

1. 焦虑　与突然发生的疫情及集中隔离、生活方式改变有关。
2. 体液过多　与终末期肾病导致的水钠潴留有关。
3. 潜在并发症：急性左心衰竭、急性心肌梗死等。
4. 营养失调：低于机体需要量　与摄入不足、血液透析导致营养物质丢失有关。
5. 应对无效　与自身应对事件习惯和突然隔离导致环境改变有关。
6. 防卫性应对　与隔离期间对隔离病房陌生医护人员的不信任有关。
7. 睡眠型态紊乱　与剧烈的情绪反应及应激事件适应不良有关。

（二）健康指导

1. 心理护理

（1）隔离病房医护人员：遵循隔离政策，透析室医护人员不得前往患者隔离病房，且患者单间隔离。隔离病房医护人员向患者解释隔离的必要性和注意事项，主动询问患者的正常需求，提供无线网络，鼓励患者与亲友远程交流，保证病区环境安全，给予患者足够的支持。向透析室了解患者的医护沟通，充分了解患者的病情和平常的行为性格特征，针对性予以护理观察和沟通。

（2）透析室：患者在透析室呈现较稳定的情绪，可回应医护的主动沟通。通过对患者的半结构访谈，得知患者对"隔离"存在认识误区。患者遇事较偏激，以疏解情绪为主，允许患者自述不满、自我修复，患者在访谈后，情绪有所缓解，开始关注医护人员隔离状态，并表示感谢，医护人员也解释了隔离政策利己利他、疫情播散的后果。患者非透析日的临时加透，由血透室护士按隔离要求为患者进行，患者面对熟识的护士，情绪状态较为稳定。

2. 病情观察及服药护理：在隔离病房进行常规护理观察，及时发现患者出现心脏相关症状，遵医嘱给予对症护理。口服药发放：透析患者药物负担较重，对于本例老年男性患者，基础疾病较多，口服药种类数量多，严格遵守查对制度，保证患者准时按量服用，无漏服与补服情况发生。在透析室治疗期间，经医疗分析，患者心脏问题较重。透析中关注患者的症状，加强生命体征监测，引导患者主动告知自身症状。

隔离结束后半年内，患者缓慢调整干体重，关注血压、症状变化，结合生物电阻抗分析与相效药物治疗，患者心脏问题好转明显，精神状态、睡眠、饮食均好转，患者对自身状态也持满意态度。

综上，心血管疾病是导致维持性血液透析患者不良预后的首位病因。对伴有基础心血管疾病的维持性血液透析患者，需通过紧密的医护合作，使患者接受并配合最佳的临床综合治疗。本例患者性格偏激、易情绪化，在应激事件发生时应给予额外关注。本案例中，在平日与患者已建立良好的信任关系的基础上，细致、全面的精神心理和临床护理工作为患者接受全面治疗创造了条件，并最终帮助患者战胜了本次重大病情波动。

（梁俊卿 杜艳丽）

【参考文献】

吴欣娟. 护理管理工具与方法实用手册. 北京：人民卫生出版社，2018.

第三节 一例腹膜透析相关性腹膜炎患者案例分析及健康指导

【摘要】本案例旨在通过调查一位维持性腹膜透析患者在腹膜透析相关性腹膜炎（以下简称腹膜炎）期间的腹膜透析换液操作、饮食及生活习惯，结合实验室检查，分析其存在的问题，提出改善方案。该患者腹膜透析龄10年，透析充分性达标。患者的主要问题：腹膜炎合并腹泻，超滤量减少，食欲减退，同时伴随蛋白质饮食摄入量减少及容量控制不佳，出现低蛋白血症、容量负荷过重。通过对患者进行腹膜透析换液操作考核、饮食记录和生活习惯分析，患者存在腹膜透析规范换液依从性差、腹膜炎期间饮食管理知识缺乏的问题。护士就腹膜炎的危害及原因、处理及如何合理调整饮食结构、控制容量摄入及指导患者规范操作等相关知识进行再培训指导，使用再培训考核量表，增加腹膜炎期间门诊及电话随访等辅助手段，使得患者腹膜炎期间饮食管理及腹膜透析换液操作的依从性明显改善。

【关键词】腹膜透析相关性腹膜炎；低白蛋白血症；容量负荷过重；再培训

一、病例摘要

（一）现病史

患者女性，75岁，主因"发现血肌酐升高13年，维持性腹膜透析10年，腹痛、腹泻、发现腹透液混浊、超滤量减少3天"于2023年3月24日就诊于腹透门诊。患者13年前体检发现血肌酐升高，诊断为"高血压肾损害、慢性肾功能不全"。10年前血肌酐升高至680 μmoL/L，行腹膜透析管植入术，开始行日间不卧床腹膜透析（daytime ambulatory peritoneal dialysis，DAPD）治疗。后在腹透门诊规律随访。4年前曾患腹膜炎1次（唾液链球菌），治愈。当前腹透方案：每日4次换液（1.5%腹透液×2，2.5%腹透液×1，第4袋放空），每次2000 ml，夜间干腹。超滤量1000～1150 ml/24 h，尿量250～350 ml。血红蛋白（hemoglobin，HB）113～127 g/L，白蛋白（albumin，ALB）35～37 g/L，Kt/V 2.1～2.34/周。此次因腹痛、腹泻、腹透液浑浊伴超滤量减少3天就诊，化验腹水常规：白细胞计数（white blood cell，WBC）1850/μl，多核细胞90%。

既往史：高血压病史18年，长期口服非洛地平、硝苯地平、特拉唑嗪、阿利沙坦酯等。否认糖尿病病史。

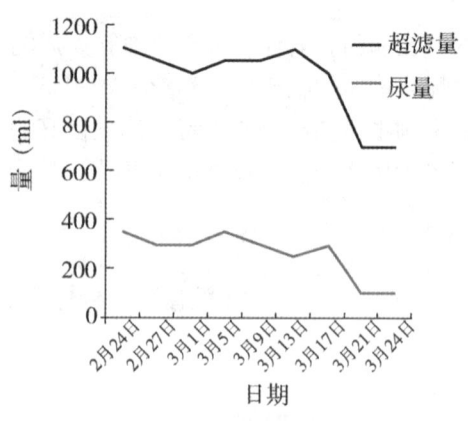

图 2-3-1 患者腹膜炎前 1 个月超滤量、尿量变化

（二）近 1 个月病情变化

1. 近 1 个月（2023 年 3 月）血压变化：平时血压（134~146）/（65~70）mmHg，近 3 天血压较前升高，达（150~160）/（80~90）mmHg。

2. 近 1 个月（2023 年 3 月）体重变化：平素 43~44 kg（净体重），近 1 周体重较前增长 3.2 kg。

3. 近 1 个月超滤量、尿量（图 2-3-1）：平日超滤量在 1000~1150 ml/24 h，近 3 天减少至 700 ml/24 h；平日尿量在 250~350 ml/24 h，近 3 天减少至 100 ml/24 h。

4. 睡眠状态：睡眠尚可，晨起精神可，每日午后午睡 0.5~1 h，平均夜间睡眠时长 6~8 h。近 3 天因腹泻、腹痛导致睡眠欠佳，夜间易醒，晨起感疲乏。

5. 大便情况：平素 1~2 次/日，偶有便秘，间断自服乳果糖促进排便。近 3 日腹泻，3 次/日，不成形稀便。

（三）体格检查（腹膜炎就诊当天，0 天）

体温 36.8℃；血压 152/71 mmHg；脉搏 75 次/分；呼吸 18 次/分；身高 150 cm；体重 47.2 kg。神清语利，颜面部无水肿，腹部压痛及反跳痛（+），移动性浊音阳性，双下肢中度水肿。

腹透导管出口、皮下隧道检查：出口及皮下隧道皮肤无红肿、疼痛及异常分泌物，出口评分系统（exit-site scoring system，ESS）评分 0 分，腹透导管功能良好。

（四）近 3 个月血生化实验室检查（表 2-3-1）

表 2-3-1　2023 年 1—3 月血生化指标

日期	血红蛋白（g/L）	白蛋白（g/L）	甘油三酯（mmol/L）	胆固醇（mmol/L）	前白蛋白（mg/L）	nPNA [g/(kg·d)]	校正钙（mmol/L）	磷（mmol/L）
1 月 18 日	113	36.8	0.86	4.23	226	1.34	2.22	1.38
2 月 20 日	116	35.2	0.73	4.25	—	1.3	2.34	1.29
3 月 24 日	113	33.8↓	0.95	3.81	178↓	0.98↓	2.42↑	1.22

日期	钾（mmol/L）	尿酸（μmol/L）	T-CO$_2$（mmol/L）	CRP（mg/L）	BNP（pg/ml）	Kt/V	iPTH（pg/ml）	铁蛋白（ng/ml）	转铁蛋白饱和度（%）
1 月 18 日	4.58	314	26.2	—	200	—	325↑	—	—
2 月 20 日	3.84	330	27.9	10	—	2.36	—	279.1	22.3
3 月 24 日	3.67	315	27.8	21.1↑	391↑	2.14	—	510.3↑	—

注：T-CO$_2$：总二氧化碳；CRP：C 反应蛋白；iPTH：全段甲状旁腺激素；Kt/V：周尿素清除指数；nPNA：蛋白氮呈现率；BNP：B 型利钠肽。

（五）其他辅助检查

1. 超声心动图提示：左房扩大、左室肥厚，三尖瓣轻度反流，左室舒张功能减退，射血分数 67.8%，左室舒张末期内径 4.4 cm，左室收缩末期内径 2.6 cm。

2. 人体体成分分析（body composition monitor，BCM）：水负荷（OH）+3.9 L。

（六）腹膜炎期间实验室检查（表2-3-2）

表2-3-2 患者腹膜炎期间实验室检查

腹膜炎天数		第0天	第1天	第3天	第5天	第7天	第14天（停药）	停药1周	停药4周
日　　期		23-3-24	23-3-25	23-3-27	23-3-29	23-3-31	23-4-7	23-4-14	23-5-5
腹透液化验检查									
常规	WBC（/mm³）	1850	1300	17	3	3	1	0	0
	多核细胞（%）	90	90	24	/	/	/	/	/
涂片	细菌	（－）							
	真菌	（－）							
	抗酸杆菌	（－）							
细菌培养		留取标本				结果回报：凝固酶阴性球菌（表皮葡萄球菌）			
血常规WBC（×10⁻⁹）		4.97						4.32	
NE（%）		70.9						57.6	
万古霉素血药浓度（μg/ml）				17.3					
便常规+便潜血		－/－							
C反应蛋白（CRP）（mg/L）				21.1					10

（七）诊断

慢性肾病5期
　　维持性腹膜透析
　　腹膜透析相关性腹膜炎
　　肾性贫血
　　高磷血症
高血压（1级，中危）

（八）腹膜炎治疗方案（表2-3-3）

原腹透方案：DAPD，每日4次换液（1.5%腹透液×2，2.5%腹透液×1，第4袋放空），每次2000ml，夜间干腹。

表 2-3-3 患者腹膜炎期间治疗方案（腹膜炎用药及腹透液方案）汇总

腹膜炎天数	第0天	第1天	第2天	第3天	第5天	第7天	第14天	停药1周	停药4周
日期	3-24	3-25	3-26	3-27	3-29	3-31	4-7	4-14	5-5
腹腔用药	头孢他啶1.0 g, QD, IP	√	√	√	√	√	停药	停药	停药
	万古霉素0.5 g, QD/QOD, IP	1.0 QD	0.5 QOD	0.5, QOD	0.5, QOD	0.5, QOD			
	肝素钠0.2 ml, QD, IP	√	√	√	停药				
制霉菌素片 1片 TID, PO	√	√	√	√	√	√	停药		
小檗碱 0.3 g, QD, PO	√	√	√	停药					
双歧杆菌嗜酸乳杆菌肠球菌三联 0.63 g, TID, PO	√	√	√	√	√	√	停药		
腹透处方调整（浓度、次数）	调整处方 1.5%×1 2.5%×2	同前	同前	同前	同前	调整处方 1.5%×2 2.5%×1	同前	同前	同前
超滤量（ml）	700	700	750	800	1000	1100	1100	1050	1100
尿量（ml）	100	100	100	100	100	250	300	300	350

注：QD：每日1次；QOD：隔日1次；IP：腹腔内给药；PO：口服给药；TID：每日3次。

其他口服药物见表 2-3-4。

表 2-3-4 患者口服药物列表

药物作用	名称	剂量	用法
利尿	呋塞米片	60 mg	1次/日
活性维生素D	骨化三醇	0.25 μg	1次/日
磷结合剂	司维拉姆片	2.4 g	3次/日（进餐时）
控制血压	非洛地平缓释片	10 mg	2次/日
	盐酸特拉唑嗪胶囊	4 mg	1次/晚
	阿立沙坦酯片	240 mg	1次/日
	硝苯地平控释片	30 mg	3次/日
调节血脂	阿托伐他汀钙	20 mg	1次/晚
补充血钾	氯化钾缓释片	0.5 g	2次/日

二、营养评估

（一）人体测量

身高150 cm，体重47.2 kg，体质指数（BMI）20.97 kg/m²（正常），上臂围21.5 cm（中度减少），肱三头肌皮褶厚度18.8 mm（正常），上臂肌围17.5 cm（肌肉量中度减少），握力9.1 kg

(右)、7.9 kg(左)。

(二)营养评分

改良定量主观综合营养评分(modified quantitative subjective global assessment,MQSGA):14分,轻度营养不良(图2-3-2)。

评估项目	A	B	C	D	E
体重下降(近6个月)	无变化	<5%	5%~10%	10%~15%	>15%
摄入减少	无变化	基本还可摄入固态饮食	全流	低能量液体	无法进食
胃肠道症状	无变化	恶心	呕吐或中度胃肠道反应	腹泻	重度厌食
营养相关性机体机能损害	无损害	行走受限	正常活动受限	仅轻微活动	卧床
合并症MDH=最长透析时间	<12个月,其他情况良好	1~2年,或轻微合并症	2~4年,或年龄>75岁,或中度合并症	>4年,或有重度合并症	非常严重的多器官合并症
脂肪储存减少或皮下脂肪丢失	无		中度		重度
肌肉消耗	无		中度		重度

图2-3-2 患者的改良定量SGA

(三)膳食调查

24 h膳食回顾调查,依据中国肾病食品交换份估算,摄入谷薯类1~2份、水果类1.5份、蔬菜类<1份、肉蛋类2份、油脂类1份(表2-3-5)。

表2-3-5 患者24 h膳食回顾调查

餐次	食品名称	原料重量(g)	酒、水、饮料(ml)	进餐地点
早餐	开水冲鸡蛋	30	水200	家中
	挂面(西红柿0.5个,香菜3根)	挂面:50 西红柿:70 香菜:10	水300	
加餐			苹果汁300	家中
中餐	酸奶	100		家中
	哈密瓜	300		
加餐			苹果汁300	家中
晚餐	白米粥+小油菜+榨菜(8~10根)	大米30 油菜50	水400	家中
	清蒸鱼	50		

三、心理评估

焦虑自评量表(SAS):34分(正常);抑郁自评量表(SDS):39分(正常)。

四、健康教育问题

1. 知识缺乏：患者知道自己的疾病及诊断，但对腹膜炎期间自我管理的相关知识，如腹膜炎的危害、原因、处理、腹膜透析规范操作的要求、腹膜炎期间的饮食及容量管理等缺乏。
2. 存在腹膜炎复发或再发的风险：长透析龄（10 年），再培训考核 52.5 分（不及格），存在多处潜在风险。
3. 营养不良：腹膜炎期间腹透液中的蛋白质丢失增加、蛋白质分解增加、蛋白质摄入不足以及蛋白质摄入方法不当（生食鸡蛋）易引发腹泻加重感染和蛋白质丢失。
4. 容量负荷过重：腹膜炎期间超滤量减少及水、电解质控制不佳，近期体重增长 3.2 kg。

五、健康指导

1. 腹膜炎的危害、原因、症状及处理：腹膜炎是腹膜透析（peritoneal dialysis，PD）常见且严重的并发症。尽管腹膜炎事件导致死亡的比率不足 5%，但是在大约 16% 的腹膜透析患者死亡中，腹膜炎都是直接或主要的致死原因。此外，严重或持久的腹膜炎会导致腹膜的结构和功能改变，最终导致腹膜衰竭，而退出腹膜透析治疗。

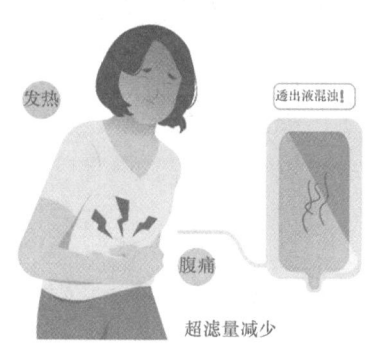

图 2-3-3　腹膜炎早期症状

患者通常最早表现为腹透流出液混浊和轻重不一的腹痛，同时伴有超滤量减少、流出液中絮状物，个别患者会有发热（图 2-3-3）。因此，一旦出现腹透流出液混浊、怀疑腹膜炎，应第一时间来医院留取腹透液标本（存腹至少 2 h）送检细胞计数、分类、革兰氏染色和细菌培养以明确诊断。如果流出液白细胞计数（WBC）> 100/µl，多形核中性粒细胞 > 50%，以及出现腹膜炎的临床特征[腹痛和（或）透出液混浊]，则可诊断为腹膜炎，不必等待腹透液的细菌培养结果，即可开始经验性用药，待培养结果出来后再根据药敏结果调整敏感抗生素治疗。定期、按时送检腹透液标本监测细胞计数，疗程需根据细菌种类及治疗效果决定，通常需持续 2~3 周。

护患要共同积极寻找此次腹膜炎发生的相关原因：最近是否发生过污染、意外的连接处断开，是否出现便秘或腹泻，是否有其他部位的感染，近期是否进行过口腔科操作、内镜检查或妇科操作，询问患者既往有无腹膜炎及出口感染的病史，同时仔细检查导管隧道及出口，进行评估。

就本案例而言，腹透护士通过问诊、查体并对患者的操作及理论知识进行考核后发现：患者因长透析龄（10 年）且高龄，思想意识松懈且健忘，再培训考核不及格，发现多处换液操作错误，存在对腹膜炎相关知识缺乏而导致延迟就诊等依从性差的现象。因此，我们对该患者采用一护对一患的教育形式，对理论知识进行讲解、看实景照片识别腹膜炎症状、发放彩图宣传页等以促进患者对腹膜炎原因、处理的理解和认知。

2. 针对原因进行再培训及考核：寻找本次感染的主要原因为不规范操作导致的外源性污染。后续腹透液培养结果为表皮葡萄球菌，也证实了这一点。因此，我们使用模拟教具的形式指导、规范患者的操作，并增加电话随访和门诊随访以及使用考核评分表进行考核，以巩固缺乏知识的掌握，提高患者的依从性。

参照国际腹膜透析学会（International Society for Peritoneal Dialysis，ISPD）的培训指南，我院腹透中心自行设计了考核评分表，包括 6 个方面，总分 100 分，分项计分，详见表 2-3-6。> 80 分，良好；60~80 分，及格；< 60 分，不及格。分数越高，说明相关的知识、技能掌握得越好。我们使用该表对患者进行了一护一患形式的再培训及考核。

表 2-3-6　腹透患者考核评分表（北京大学人民医院）

总项目	详细项目
环境及卫生（7分）	1. 物品齐全，符合规范（2分） 2. 规范使用紫外线灯（2分） 3. 良好的个人卫生（1分） 4. 居室环境符合要求（2分）
换液操作（35分）	1. 换液前备物（7.5分） 2. 正确佩戴口罩，并及时清洗（3分） 3. 规范洗手（11.5分） 4. 换液步骤（13分）
出口护理（11分）	护理前准备（3分），操作步骤（8分）
并发症处理（26分）	1. 腹膜炎（10分） 2. 出口和隧道感染（7分） 3. 引流不畅（6分） 4. 外管脱落（3分）
自我监测（9分）	1. 正确监测体重（3分） 2. 正确监测血压（4分） 3. 水肿的监测（2分）
饮食（12分）	如何避免高钠饮食（1.5分）、高磷饮食（3分） 根据血钾水平选择合适的饮食（1.5分） 足够热量及优质蛋白饮食（3分） 如何判断出入量平衡（3分）

3.腹膜炎期间进行饮食管理：《肾脏病预后质量倡议（kidney disease outcomes quality initiative，KDOQI）慢性肾脏病营养临床实践指南2020版》指出，推荐PD患者的蛋白质摄入量1.0~1.2 g/（kg·d），能量摄入30~35 kcal/（kg·d），计算能量摄入时，应减去所用腹膜透析液中所含葡萄糖被人体吸收的量，为500~700 kcal/d。腹透患者每日自透析液中丢失的蛋白质可达5~15 g，合并腹膜炎时丢失的蛋白质可增加50%~100%，而且在腹膜炎治愈后数日至数周内蛋白质丢失仍然维持较高水平，这也是导致PD患者营养不良的重要原因。

（1）标准体重：[150（cm）－100]×0.9（kg）－2.5（kg）=42.5（kg）；能量摄入：患者年龄＞60岁，需维持在30~35 kcal/（kg·d），根据患者的活动量、饮食、合并疾病及腹透液中的葡萄糖吸收量进行调整，推荐每日能量摄入775~988 kcal。

（2）蛋白质摄入推荐量：1.0~1.2 g/（kg·d），合42.5~51 g/d。根据患者腹膜炎期间蛋白质丢失量明显增加，加之患者存在低白蛋白血症，因此调整患者蛋白质推荐摄入量：以患者实际体重计算，提高蛋白质摄入量至1.3 g/（kg·d），即61.36 g/d，进一步提高优质蛋白摄入比例达60%~70%，即36.6~42.7 g/d。在合理摄入总能量的基础上适当提高碳水化合物的摄入量，碳水化合物供能比应为55%~65%。限制精制糖摄入。

计算每日所需以食物蛋白质为基础的交换份份数（计算方法详见《透析患者膳食案例分析与健康指导》第一章），其中谷薯类（即主食等）3~4份（含蛋白质12~16 g），瓜果蔬菜1份200 g（0~1 g蛋白质），叶类蔬菜1份250 g（4 g蛋白质），肉、蛋、奶、大豆类6~7份（42~49 g蛋白质），油脂类2份（0 g蛋白质），不足的热量可用淀粉类（例如藕粉、粉丝等）或麦淀粉类补充。

（3）平衡膳食的原则：就本案例而言，护理人员主要把握了积极规范用药治疗腹膜炎及饮食补充蛋白质和能量两个关键点，指导患者按时门诊随访监测腹膜炎的治疗效果，并改善其饮食习惯，科学管理饮食。问卷调查及实验室检查显示轻度营养不良、低白蛋白血症。24 h膳食回顾调查显示，患者体型瘦小，每日热量和蛋白质摄入不足，另外，患者有喜食开水冲鸡蛋的不良饮食习惯，因生鸡蛋非无菌蛋，其中含有的沙门菌易诱发呕吐、腹泻而加重感染和蛋白质丢失。分析其导致营养不良及低白蛋白血症的主要原因为：①腹膜炎导致蛋白丢失过多、炎症状态下蛋白质分解增加；②食欲不佳，蛋白质摄入量不足；③缺乏对蛋白质及能量摄入知识的了解。根据以上分析采取措施：①鼓励患者积极治疗腹膜炎，减少蛋白质的丢失；②使用食物模具和照片及食物蛋白质含量表进行讲解并纠正其不良的饮食习惯；③制定个体化食谱，并教会患者记录饮食，每3天一次电话随访核对食谱、跟踪饮食管理措施的执行情况。

4. 腹膜炎期间的容量管理：腹膜炎期间腹透超滤量减少，将会加重患者的容量负荷，易导致高血压、心力衰竭等并发症的发生。因此，应及时调整透析处方，增加超滤量，同时严格限制液体的摄入量及钠摄入量。《中国慢性肾脏病营养治疗临床实践指南（2021版）》推荐CKD 3～5期非糖尿病患者限制饮食中钠的摄入（＜2.3 g/d）以降低血压和控制容量。

就本案例而言，护理人员通过体格检查（体重、血压、水肿情况）、实验室检查及BCM评价容量状态后发现，该患者容量负荷过重。24 h回顾膳食调查显示患者的饮水量过多。导致其发生容量负荷过重的主要原因为：①腹膜炎引起的超滤量减少；②腹膜炎引起的胃肠道反应，饮食结构发生改变，进食含水量多的食物增多；③缺乏对腹膜炎期间容量管理的知识。据此制定处理方案：①调整腹透处方：增加2.5%葡萄糖腹透液的应用次数以增加超滤量；②根据BCM测量结果制订目标干体重为44 kg；③用食物模具及食物含水量表讲解食物含水量知识；④每日监测体重、血压及水肿情况；⑤根据液体平衡原则，限制每日饮水量350～500 ml；⑥减少进食汤、粥、面条的频次；⑦发放食物含水量表，方便患者了解每日食水量；⑧限制每日钠的摄入量为2 g/d，限制摄入含钠高的调味品或食物，例如味精、酱油、酱调料、腌制品、盐浸等加工食品等；⑨增加口服利尿剂剂量，按时服用降压药物。

六、健康指导效果

经过1个半月的积极管理，该患者腹膜炎在用药14天后治愈，腹透液常规监测至停药后1个月，均在正常值范围。在此期间护士对患者进行了腹膜炎相关知识和操作的再培训，并进行两次考核（初始考核52.5分，再培训后考核82分）；指导患者进行3日饮食食谱记录（表2-3-7）；复查血生化指标（表2-3-8）和BCM测定（OH：＋1.2 L）。通过患者3日饮食记录分析，依据中国肾病食品交换份，患者均按推荐量实现：优质蛋白摄入量6～7份，瓜果摄入1份，叶类蔬菜1份，谷类3～4份，油脂2份。结果显示，患者的血清白蛋白水平上升至37.6 g/L，容量负荷改善，达到设定的目标干体重。

表2-3-7 3日膳食称重记录单

第1天（透析日）		第2天（透析日）		第3天（透析日）	
食物	食物的量（g）	食物	食物的量（g）	食物	食物的量（g）
早餐		早餐		早餐	
馒头	50	鸡蛋白	50	蛋羹（鸡蛋＋牛奶）	150（鸡蛋50，牛奶100）
蛋羹（鸡蛋＋牛奶）	150（鸡蛋50，牛奶100）	馒头	50	海参	50
鸡蛋白	50	海参	50	烙饼	50
午餐		午餐		午餐	
烧饼	75	花卷	75	米饭	75
煮牛肉	50	炖红烧肉	75	炒北豆腐	75

（续表）

第1天（透析日）		第2天（透析日）		第3天（透析日）	
食物	食物的量（g）	食物	食物的量（g）	食物	食物的量（g）
午餐		午餐		午餐	
炒茼蒿	100	西红柿炒鸡蛋	100（鸡蛋50，西红柿50）	炖鸡翅	50
西红柿	200			炒洋葱	100
				酸奶	100
晚餐		晚餐		晚餐	
米饭（蒸）	75	花卷	50	米饭（蒸）	75
白灼虾	100	牛肉（里脊）炒芹菜	50（牛肉25，芹菜25）	炖鸡腿	75
炒小油菜	100	清炒油菜	100	炒莴笋	100
		清蒸鱼（河鲈鱼）	50	鸡蛋白	50
油脂（花生油）：20 g　盐：2 g 酱油：5 ml 腹透液含糖提供热量 110 g		油脂（花生油）：20 g　盐：2 g 酱油：5 ml 腹透液含糖提供热量 110 g		油脂（花生油）：15 g　盐：2 g 酱油：5 ml 腹透液含糖提供热量 110 g	

以下由医师/护士计算后填写：

第1天

能量 1041 kcal	蛋白质 67 g	优质蛋白 45.6 g	碳水化合物 115 g	脂肪 37 g
钙 455 mg	磷 778 mg	钾 1531 mg	钠 2314 mg	水 1127 ml

第2天

能量 1006 kcal	蛋白质 52 g	优质蛋白 38.8 g	碳水化合物 78 g	脂肪 55 g
钙 335 mg	磷 481 mg	钾 712 mg	钠 2318 mg	水 741 ml

第3天

能量 1077 kcal	蛋白质 66.36 g	优质蛋白 55 g	碳水化合物 101 g	脂肪 46.57 g
钙 593 mg	磷 855 mg	钾 1330 mg	钠 2286 mg	水 1155 ml

注：食谱计算采用开同食谱计算器。

表 2-3-8　腹膜炎饮食管理前后患者血生化指标对比

日期	血红蛋白（g/L）	白蛋白（g/L）	甘油三酯（mmol/L）	胆固醇（mmol/L）	前白蛋白（mg/L）	nPNA [g/(kg·d)]	校正钙（mmol/L）	磷（mmol/L）
3月24日	113	33.8 ↓	0.95	3.81	178 ↓	0.98 ↓	2.42 ↑	1.22
5月15日	113	37.6 ↓	0.98	3.89	268	1.13	2.37	1.36

日期	钾（mmol/L）	尿酸（μmol/L）	T-CO₂（mmol/L）	CRP（mg/L）	BNP（pg/ml）	Kt/V	iPTH（pg/ml）	铁蛋白（ng/ml）	转铁蛋白饱和度（%）
3月24日	3.67	315	27.8	21.1 ↑	391	2.12	—	510.3 ↑	22.3
5月15日	3.92	345	25.8	8.3	89	2.38	318 ↑	248	—

注：T-CO_2：总二氧化碳；CRP：C反应蛋白；iPTH：全段甲状旁腺激素；Kt/V：周尿素清除指数；nPNA：蛋白氮呈现率；BNP：B型利钠肽。

七、护理体会

这是一位透析龄长达10年、坚持规律随访的老年患者，经过腹透初次培训和多次再培训考核，但是因为透析龄长、年龄增长、思想意识松懈和部分知识的遗忘而发生了与操作不规范相关的接触污染引发的腹膜炎，并出现延迟就诊。患者在腹膜炎期间因缺乏腹膜炎饮食及容量管理知识，又出现了低白蛋白血症及容量负荷过重。针对上述问题，我们对该患者进行腹膜炎的危害、症状、原因相关知识及规范换液操作的再培训，以及腹膜炎期间饮食及容量管理等知识的宣教。通过护患的共同努力，经过1个半月的治疗、护理，患者腹膜炎治愈，膳食结构趋于合理，低白蛋白血症及容量负荷过重等问题均得到有效改善，且患者经再培训后考核达标，降低了腹膜炎复发及再发的风险。

（乔　婕）

【参考文献】

[1] Li P K, Szeto C C, Piraino B, et al. ISPD peritonitis recommendations: 2016 update on prevention and treatment. Peritoneal Dialysis International, 2016, 36（5）: 481-508.

[2] 芦丽霞，武向兰，乔婕，等. 腹膜透析操作者不同时期培训考核得分比较. 中国血液净化，2016，15（9）: 504-507.

[3] Ikizler T A, Cuppari L. The 2020 updated KDOQI clinical practice guidelines for nutrition in chronic kidney disease. Blood Purification, 2021, 40（4-5）: 667-671.

[4] 陈香美. 腹膜透析标准操作规程. 北京: 人民军医出版社，2010.

[5] 中国医师协会肾脏内科医师分会，中国中西医结合学会肾脏疾病专业委员会营养治疗指南专家协作组. 中国慢性肾脏病营养治疗临床实践指南（2021版）. 中华医学杂志，2021，101（8）: 539-559.

第四节　腹膜透析患者发生便秘案例分析及健康指导

【摘要】本案例通过调查一例腹膜透析（peritoneal dialysis, PD）患者便秘并PD导管功能障碍的相关情况，结合患者相关临床表现、透析指标以及辅助检查，分析其发生原因并提出相关具体可实施的健康指导方案。该患者维持性腹膜透析34个月，因双下肢水肿，需严格控制入量，引起肠道中水分缺失、大便干结，形成便秘，导致PD导管移位、水肿加重，从而影响透析效果。本案例通过饮食、运动调节以及合理使用缓泻剂等相关指导，观察对患者排便形态及习惯的影响，改善其便秘情况，从而减少并预防PD患者导管功能不良导致的出入液障碍以及腹膜炎、水肿等便秘相关的并发症，以延长患者的技术生存。

【关键词】腹膜透析；便秘；导管功能不良；水肿

一、病例简介

（一）现病史

患者女性，54岁，已婚，主因"维持性腹膜透析37个月，间断双下肢水肿1月余，超滤下降16天"就诊于PD中心。患者2010年5月发现尿常规异常，未诊治，2015年7月体检发现血肌酐升高至220 μmol/L，伴血尿、蛋白尿、偶有活动后双下肢水肿，一直服用中药治疗。2019

年9月复查血肌酐507 μmol/L，伴活动耐力下降，步行1 km即需停下休息。2020年3月自觉心悸，需坐起后缓解，复查血肌酐1009 μmol/L，血红蛋白75 g/L，胸部CT提示心包积液，诊断为"慢性肾小球肾炎、慢性肾病5期"收住院，行腹膜透析置管术后开始持续不卧床腹膜透析（continuous ambulatory peritoneal dialysis，CAPD）治疗。之后每天4次PD换液、病情稳定，每个月至PD中心规律随诊。2023年4月2日因"上呼吸道感染"服用冲剂（感冒清热颗粒）以及液体（复方鲜竹沥液）类药物致使饮水量增加，体重上升约4 kg，双下肢重度水肿伴乏力，控制出入量并调整透析方案、使用2.5% PD液增加超滤量后至2023年4月11日体重下降3 kg。2023年4月12日出现便秘、PD导管间断出液障碍，并体重再次上升、水肿来院就诊。既往高血压23年余，口服富马酸比索洛尔5 mg 每日1次降压治疗；高脂血症19年，口服阿托伐他汀10 mg 每日3次降脂治疗。

（二）近1个月主诉及病情变化

1. 患者自觉双下肢沉重伴乏力，体重近半个月上升3 kg。
2. 腹膜透析每日超滤量不稳定、超滤量减少，偶有注入后完全不能引流出液体，每日PD超滤量波动于300～600 ml（图2-4-1，图2-4-2）。
3. 血压情况：服药前（120～135）/（85～92）mmHg；服药后2 h（110～120）/（73～85）mmHg。

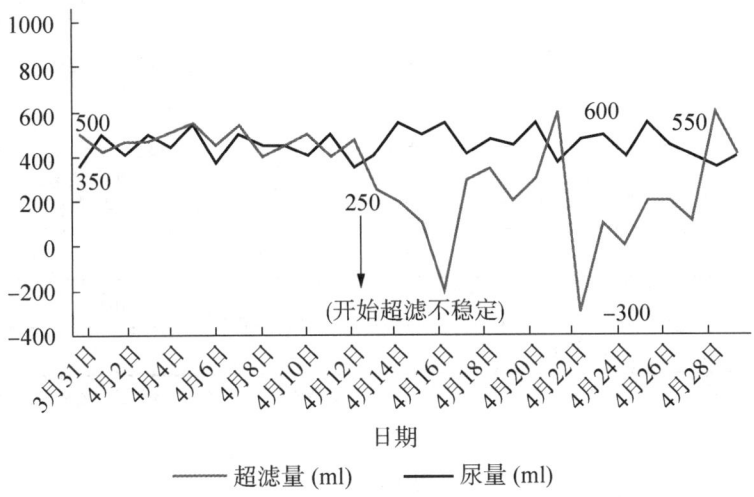

图2-4-1 患者近1个月每日PD超滤量、尿量折线图

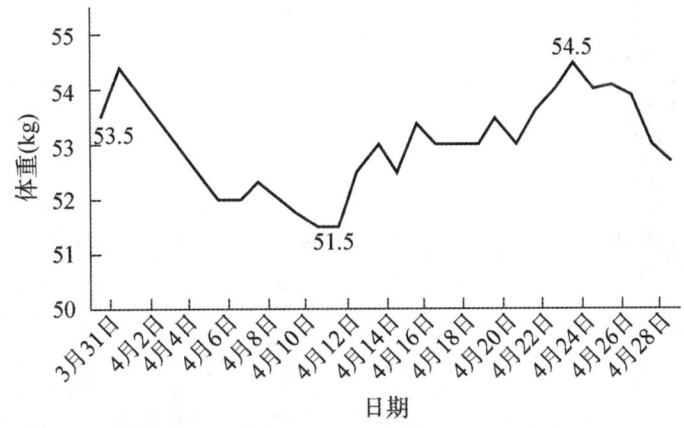

图2-4-2 近1个月（2023年4月）体重折线图

4. 二便情况：每日尿量波动于 350～550 ml，无尿频、尿急、尿痛等不适。PD 置管后间断使用开塞露 20 ml 能保证 1 次成形软便。近 2 周大便干燥、呈球状，排便困难，使用开塞露后仍有干球便，加用缓泻剂（麻仁润肠丸、乳果糖）方可缓解，减量或停药后大便性状恢复至前述状态。

5. 睡眠情况：13:00—14:00 午睡 1 h，21:30—22:30 入睡，偶有夜间排尿，醒后能很快入睡，次日晨 6:00—6:30 起床，晨起乏力。

6. 日常活动：每周 2 次外出采购 1 h，每日做午餐约 0.5 h，无体育锻炼。

（三）体格检查

体温 36.5 ℃；脉搏 80 次/分；呼吸 18 次/分；血压 126/78 mmHg。神清，双肺呼吸音清，未闻及干湿啰音，心律齐，各瓣膜听诊区未闻及病理性杂音，腹软，无压痛及反跳痛，双下肢可凹性水肿。

（四）实验室检查

患者就诊时近 3 个月实验室检查见表 2-4-1。

表 2-4-1　2023 年 2—4 月实验室检查结果

日期	血红蛋白（g/L）	白蛋白（g/L）	校正钙（mmol/L）	磷（mmol/L）	钾（mmol/L）
2 月 28 日	116	42.0	2.54 ↑	1.28	3.80
3 月 30 日	111	43.0	2.61 ↑	1.25	3.53
4 月 28 日	106 ↓	39.7 ↓	2.63 ↑	1.37	3.91

日期	血糖（mmol/L）	T-CO_2（mmol/L）	iPTH（pg/ml）	Kt/V	铁蛋白（ng/ml）	BNP（pg/ml）
2 月 28 日	6.01	28.2	409.7 ↑	—	—	—
3 月 30 日	7.67	24.7	—	2.56	283	—
4 月 28 日	5.72	27.0	465.6 ↑	—	—	1120 ↑

注：T-CO_2：总二氧化碳，iPTH：全段甲状旁腺激素，Kt/V：周尿素清除指数，BNP：B 型钠尿肽。

（五）辅助检查

1. 立位腹部平片：腹部肠管散在积气，内见短小气液平面，双肾区及输尿管未见高密度结石，腹部置管头端位于 L4 下缘水平右侧腹腔内（图 2-4-3）。

2. 胸部 X 线：未见活动性病变。

3. 超声心动：左房扩大，三尖瓣少量反流。

4. 人体体成分测定（BCM）：水负荷（OH）+6.5 L。

（六）透析治疗方案

1. 规律腹膜透析：日间 1.5% 低钙 PD 液 ×3 袋，每 4 h 更换一次；夜间 2.5% 低钙 PD 液 ×1 袋，存腹 12 h。

2. 口服药物（表 2-4-2）

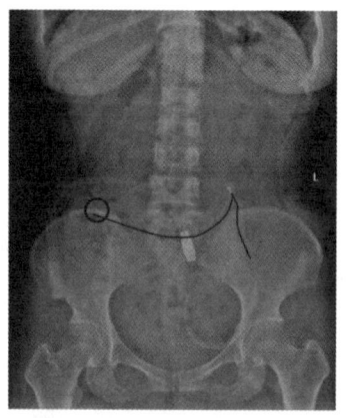

图 2-4-3　患者立位腹部平片

表 2-4-2 患者口服药物表

药物作用	名称	剂量	频次
降压	酒石酸美托洛尔缓释片 富马酸比索洛尔（康忻）	25 mg 5 mg	每日1次 每日1次
纠正贫血	多糖铁复合物（力蜚能） 叶酸 罗沙司他	300 mg 5 mg 50 mg	每日1次 每日1次 每周3次
纠正骨代谢	盐酸思维拉姆 鲑鱼降钙素 骨化三醇	800 mg 2 喷 0.25 μg	每日3次 每日1次 每日1次
利尿	呋塞米 螺内酯	60 mg 20 mg	每日1次 每日1次
降脂	阿托伐他汀	10 mg	每晚1次
缓泻	开塞露	20 ml	每日1次

（七）诊断

慢性肾病，5 期
　　慢性肾小球肾炎
　　维持性腹膜透析
　　肾性贫血
　　肾性高血压
　　缺铁性贫血
　　高钙血症
　　继发性甲状旁腺功能亢进
高脂血症
便秘

二、心理评估

焦虑自评量表（SAS）：39 分（正常）；抑郁自评量表（SDS）：38 分（正常）。

三、日常活动能力评估

简易机体功能评估（short physical performance battery，SPPB）：3 分（总分 0～12 分，分值越高表示功能越好，截值≤8 分）。

四、便秘评估

1. Bristol 大便分类（Bristol stool form scale，BSFS）：因为大便的形状和其待在大肠内的时间有关，所以可以用 BSFS 来判断食物经过大肠所需的时间（图 2-4-4）。本患者分型为 1 或 2 型。

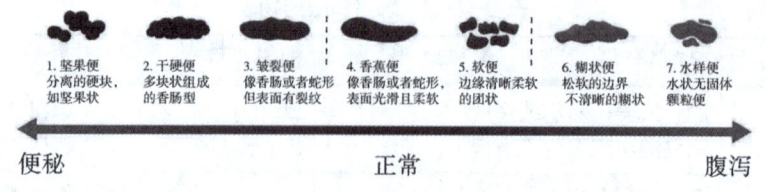

图 2-4-4　患者 Bristol 大便分类

2. 慢性便秘的诊断：采用国际公认的罗马Ⅳ诊断标准，患者症状评价符合慢性便秘，具体诊断标准及评价见表 2-4-3。

表 2-4-3　患者罗马Ⅳ便秘诊断及评价

项目	患者评价
a. 必须包括下列症状的 2 项或 2 项以上： —超过四分之一（25%）的排便用力 —超过四分之一（25%）的排便呈块状或硬便（BSFS 1~2 型） —超过四分之一（25%）的排便感觉不完全排便 —超过四分之一（25%）的排便感觉肛门直肠阻塞/梗阻 —超过四分之一（25%）手动操作以促进的排便 —每周自发排便少于 3 次	4 项 是（75%） 是（50%） 是（25%） 否（10%） 无 是
b. 在不使用泻药的情况下很少出现稀便	是
c. 不符合肠易激综合征的诊断标准	是
未用阿片类药物	是
在诊断前至少 6 个月出现症状且最近 3 个月符合标准	是

3. 便秘分级：根据便秘和相关症状轻重及其对生活影响的程度分为轻度、中度、重度。轻度：指症状较轻，不影响日常生活，通过整体调整、短时间用药即可恢复正常排便；重度：指便秘症状重且持续，严重影响工作、生活，需用药物治疗，不能停药或药物治疗无效；中度：介于轻度和重度之间。患者便秘分级为重度。

五、营养评估

（一）人体测量

身高 155 cm；体重 50 kg；体质指数（BMI）20.81 kg/m^2（正常）；上臂围 26.2 cm（正常）；肱三头肌皮褶厚度 25.5 mm（女性参考值：15.3 mm）；左手握力 23.2 kg（正常）；右手握力 25.9 kg（正常）。

（二）营养评分

主观综合营养评分（SGA）：营养好（A）。

（三）膳食调查

采用 3 日膳食称重记录调查患者膳食情况：选取患者发生便秘后连续 3 天饮食记录并进行称重，包括工作日 1 天、休息日 1 天、任意 1 天，并计算摄入量，见表 2-4-4。

表 2-4-4　患者 3 日膳食称重记录单（便秘时）

第 1 天（工作日 透析日）		第 2 天（周末 透析日）		第 3 天（周末 透析日）	
食物	食物的量（g）	食物	食物的量（g）	食物	食物的量（g）
早餐		早餐		早餐	
鸡蛋	50	鸡蛋牛奶羹	150（鸡蛋 50，牛奶 100）	酸奶	125 ml
牛奶	100	蛋白粉	10	面包	50
蛋糕	60	水	50	水	50 ml
午餐		午餐		午餐	
米饭	100	馒头	75	番茄鸡蛋面	250（番茄 50，鸡蛋 50，面条 150）
清炒土豆丝	50	清蒸黄鱼	50	水	50
排骨	100	清炒蒜苗	50	凉拌黄瓜	25
草莓	50	苹果	50		
水	50	水	100		
晚餐		晚餐		晚餐	
烙饼	100	米饭	50	肉夹馍	150（猪前肘 75，烧饼 75）
洋葱炒牛柳	100（洋葱 50，牛肉 50）	肥牛	50	酸奶	125
水	100	清炒圆白菜	75	水	50
		水	100		
油脂：13 g　盐：2.5 g　酱油：13 ml		油脂：16 g　盐：1.5 g　酱油：25 ml		油脂：10 g　盐：2 g　酱油：15 ml	

以下由医师/护士计算后填写：

第 1 天

能量 1233.8 kcal	蛋白质 54.5 g	膳食纤维 3.8 g	碳水化合物 146.6 g	脂肪 51.0 g
钙 236.5 mg	磷 741.0 mg	钾 1129.49.2 mg	钠 2122.1 mg	水 629.3 ml

第 2 天

能量 800.7 kcal	蛋白质 47.1 g	膳食纤维 3.4 g	碳水化合物 71.3 g	脂肪 28.4 g
钙 280.8 mg	磷 527.3 mg	钾 892.7 mg	钠 2378.0 mg	水 694.1 ml

第 3 天

能量 1462.6 kcal	蛋白质 46.9 g	膳食纤维 3.4 g	碳水化合物 199.9 g	脂肪 54.2 g
钙 429.3 mg	磷 823.9 mg	钾 1100.9 mg	钠 2067.7 mg	水 591.5 ml

注：采用开同食谱计算器计算食物营养成分。

六、病例特点及综合评估分析

患者女性，维持性腹膜透析37个月，日常规律随访，依从性较好。近期因上呼吸道感染服用药物，从而增加液体摄入量，导致体重上升，双下肢重度水肿，出现乏力症状，几乎无体育锻炼。更改透析方案加强脱水、控制入量后，体重和水肿虽有所下降，但同时出现了便秘、PD液引流不畅、PD导管移位、超滤量下降，再次出现水肿的恶性循环（图2-4-5）。患者SGA评分为A，营养良好，调查患者便秘时3天饮食情况：主食以米饭、馒头、饼为主，日常饮水目的主要为服药，余很少饮水或其他液体类，几乎不进汤、粥类食物，平均每日膳食纤维摄入3.15 g，水分摄入约700 ml，均不足，是便秘发生的危险因素。同时，患者近期因乏力活动量减少，胃肠功能下降，肠蠕动减慢，是出现便秘、水肿的原因。

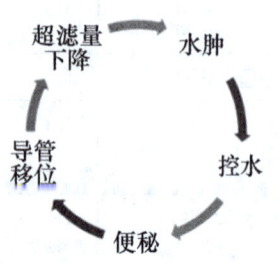

图2-4-5 PD患者水肿、便秘恶性循环图示

七、健康指导

（一）PD患者便秘的原因及危害

便秘是一种常见消化系统症状，全球慢性便秘患病率估计为14%，单中心研究报道PD患者慢性便秘患病率为35%。《中国慢性便秘专家共识意见（2019）》提出：慢性便秘的危险因素有经济状况、文化程度、生活方式、饮食习惯和精神心理因素等。便秘常见的器质性疾病相关因素包括：各种原因导致的肠道疾病、内分泌和代谢性疾病、神经系统疾病、肌肉疾病等。药物因素包括：抗抑郁药、解痉药、降压药、利尿剂、阿片类药、钙剂、铁剂等。慢性肾病本身也是一种内分泌和代谢性疾病，糖尿病、甲状旁腺激素功能亢进、高钙血症、低钾血症等内分泌及代谢性疾病也容易在透析患者中发生，此外，透析患者在病程中也经常会应用上述可导致便秘发生的药物。研究报道，患者的PD方案、活动能力、功能状态以及年龄等是PD患者发生便秘的独立危险因素。

PD是终末期肾病患者的重要治疗方式之一。正常人便秘可诱发癌变，引起肛周疾病，还可发生肠道外并发症，如脑卒中、心肌梗死发作。PD患者一旦发生便秘，除了出现以上正常人便秘的危害外，还可引起PD特有的并发症。便秘、腹胀可使肠管膨隆、压迫PD导管，导致导管移位、导管功能不良、水负荷加重、消化功能紊乱等，严重者还可使肠道微生物通过肠壁移行入腹腔，导致肠源性腹膜炎的发生，甚至PD技术失败、患者转至血液透析。

（二）腹膜透析患者便秘的饮食指导

《中国成人慢性便秘评估与外科处理临床实践指南（2022版）》建议：调节饮食，包括增加水与膳食纤维摄入，是治疗便秘的一线方法。每天摄入可溶性纤维（25～30 g）以及增加饮水量（1.5～2.0 L）能够增加排便次数、改善便秘症状、降低患者对泻药的依赖。此外，还需要均衡规律的饮食，避免暴饮暴食。

PD患者因自身PD方案、残余肾功能以及腹膜的转运能力有所不同，对于饮食有着相应的限制来预防水肿和电解质紊乱，因此，PD患者便秘的调节有别于正常人，需要个性化的方案。《中国慢性肾脏病营养治疗临床实践指南（2021）》推荐：稳定的PD患者每日液体摄入量=500 ml+前1天尿量+前1天腹膜透析净脱水量。患者目前每日净脱水量约300 ml+尿量约450 ml+500 ml=1250 ml，而该患者同时存在水肿和便秘，需要根据患者实际情况适当调整水分摄入。膳食调查显示患者平均每日水分摄入量约为700 ml，可适当增加饮水摄入，但需小于

1250 ml。膳食纤维方面，患者目前日均摄入为 3.15 g，远低于指南建议，可选择低磷、低钾的膳食纤维（如魔芋、大白菜、苹果、梨）增加摄入，在避免电解质紊乱的同时起到调节便秘的作用。但因大多数含膳食纤维较多的食物含磷也高（如豆制品、粗粮类），不建议便秘且高磷的 PD 患者食用，而香蕉、樱桃、西蓝花、菠菜等食物虽含有较多的膳食纤维，但含钾高，容易造成高钾血症，所以需要控制摄入量。因 PD 患者饮食摄入需要根据自身情况严格控制，经常出现水分和膳食纤维摄取不能达到指南建议的目标值，所以 PD 患者便秘的改善还需要运动以及生活习惯的调节。

（三）腹膜透析患者便秘的运动指导以及排便习惯的养成

规律的有氧运动（步行、骑自行车）有利于肠内气体的排出，改善腹胀，有助于缓解便秘。按摩推拿可以刺激胃肠蠕动，如厕排便时集中注意力、避免受到与排便无关因素的干扰、养成良好的排便习惯等，均有助于改善便秘的症状。由于 PD 患者便秘的原因较为复杂，目前未见系统的 PD 患者便秘治疗方法。基于 PD 患者的特点，我们根据文献报道及国内外指南研究制定了一套适用于 PD 患者的一体化便秘治疗方法，包括有氧运动、腹部按摩、良好排便习惯在内，并配合图片折页和动画视频等形式，便于患者理解，协助改善便秘，见表 2-4-5、图 2-4-6。

表 2-4-5　PD 患者便秘治疗法（北京大学人民医院 PD 中心编制）

名称		方法
腹部按摩		腹部放松，双手叠放于右下腹（相当于回盲部），沿升结肠、横结肠和降结肠、乙状结肠走向，柔和、缓慢地按摩，避开腹膜透析管，使腹部下陷 1～2 cm，顺时针方向、逆时针方向各 50 次，2 次/天
全身体操	步行	每日根据患者自身体力、耐力情况步行 30 min 一次，连续 1～2 次
	腰部扭转	原地站立，双手叉腰，目视前方，腰部圆形扭转 5～10 min
	踏车	仰卧，轮流屈伸两腿，模仿踏车的运动，每 10 次为一组，每日 1～2 组
提肛运动		尽力收缩肛门（忍便动作），每天 2～3 次，每次 10～20 下，收缩到顶点时停留 1～3 s，不要憋气
排便习惯		患者每日固定时间，集中精力，排便时切勿看报纸、手机

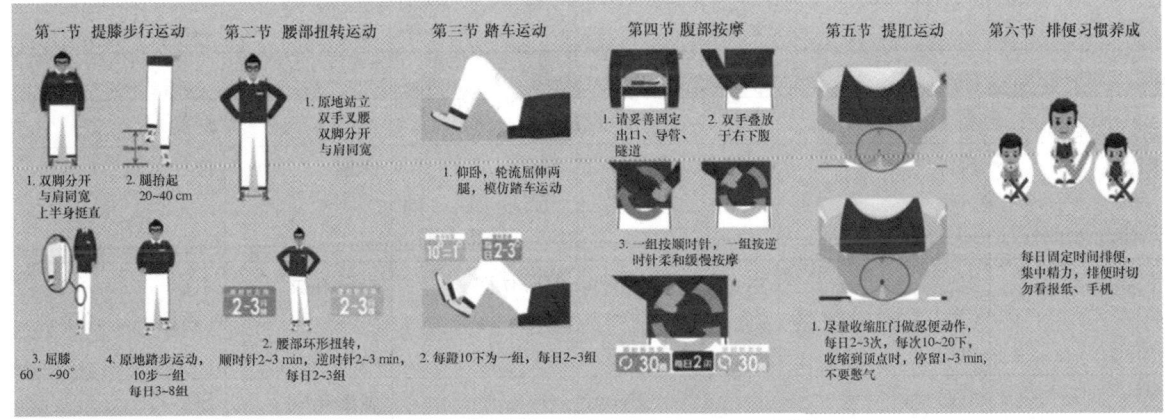

图 2-4-6　PD 患者便秘治疗法图谱

（四）腹膜透析患者便秘相关的药物指导

目前没有针对慢性肾病患者便秘和缓泻剂使用的指南，PD 患者缓泻剂的应用还应遵循医嘱，根据患者情况裁夺利弊。常用的泻药包括膨松剂、高渗剂、兴奋剂、大便软化剂和润滑剂等，对于成人慢性便秘药物的使用，相关指南有明确的建议，PD 患者使用便秘药物时可以参考。此外，还应注意避免过度通便引起的腹泻，导致肠道刺激，引起肠源性腹膜炎。

八、患者便秘健康指导效果评估

（一）膳食调查

调查患者健康指导后 3 日膳食称重记录（表 2-4-6）。患者目前轻度水肿，3 日平均摄入膳食纤维由 3.5 g 增加至 11.5 g，饮水量由平均每日 638.3 ml 增加至 826.3 ml，在保证控水的前提下，适当增加水分摄入，软化大便。

表 2-4-6 健康指导后患者 3 日膳食称重记录单

第1天（周末 透析日）		第2天（周末 透析日）		第3天（工作日 透析日）	
食物	食物的量（g）	食物	食物的量（g）	食物	食物的量（g）
早餐		早餐		早餐	
酸奶	125 ml	牛奶	250 ml	豆浆	200 ml
圆白菜胡萝卜饼	100（圆白菜25，胡萝卜25，面粉50）	煎饼	100	韭菜鸡蛋馅饼	100（韭菜25，鸡蛋25，面粉50）
鸡蛋	50	蛋白粉	10（加入牛奶）	蛋白粉	10（加入豆浆）
水	100 ml	蒸南瓜	50	红薯	50
午餐		午餐		午餐	
烙饼	100	玉米饼	50	米饭	75
黄瓜拌魔芋丝	125（魔芋丝75，黄瓜50）	凉拌秋葵	50	黄瓜鸡蛋炒木耳	100（木耳20，黄瓜50，鸡蛋30）
茭白炒肉	100（茭白50，瘦肉50）	酱牛肉	75	人参果	50
苹果	50	梨	50	水	50 ml
水	100 ml	水	150 ml		
晚餐		晚餐		晚餐	
米饭	50	茄子藕丁面	200（茄子50，藕50，面条100）	烤馕	50
芹菜炒肉	100（芹菜50，瘦肉50）	水	100 ml	香菇油菜	100（香菇30，油菜70）
水	100 ml			葱爆羊肉	50（大葱20，羊肉30）
				水	200 ml
花生油：10 g 盐：2 g 酱油：12 ml		花生油：10 g 盐：1.5 g 酱油：10 ml		花生油：15 g 盐：1.5 g 酱油：15 ml	

（续表）

以下由医师/护士计算后填写：				
第1天				
能量 958.7 kcal	蛋白质 47.5 g	膳食纤维 8.1 g	碳水化合物 136.5 g	脂肪 27.7 g
钙 306.3 mg	磷 722.7 mg	钾 1258.6 mg	钠 1901.2 mg	水 828.9 ml
第2天				
能量 1017.0 kcal	蛋白质 55.2 g	膳食纤维 16.4 g	碳水化合物 161.7 g	脂肪 25.03 g
钙 255.3 mg	磷 949.1 mg	钾 1062.1 mg	钠 2051.7 mg	水 775.5 ml
第3天				
能量 845.3 kcal	蛋白质 41.4 g	膳食纤维 9.9 g	碳水化合物 124.3 g	脂肪 27.7 g
钙 194.4 mg	磷 514.2 mg	钾 892.1 mg	钠 1734.2 mg	水 874.4 ml

注：采用开同食谱计算器计算食物营养成分。

（二）Bristol 大便分类

经过1个月的健康指导及饮食调整，患者 BSFS 为3型有褶皱或4型香蕉样粪便，自觉无排便费力及梗阻感，可保证每1～2日排便一次。

（三）便秘分级

轻度（症状较轻，不影响日常生活，通过整体调整、短时间用药即可恢复正常排便）。

（四）水肿评估

1. 双下肢轻度水肿。
2. BCM（OH）：+2.2 L。

（五）超滤量、体重评估

患者经过系统的便秘相关健康指导以及合理使用缓泻剂，便秘逐渐得到改善，目前超滤稳定，至2023年5月30日体重已逐渐下降至49.7 kg（图2-4-7），尿量较便秘时无明显变化，无腹胀、腹痛以及全身乏力等不适症状。

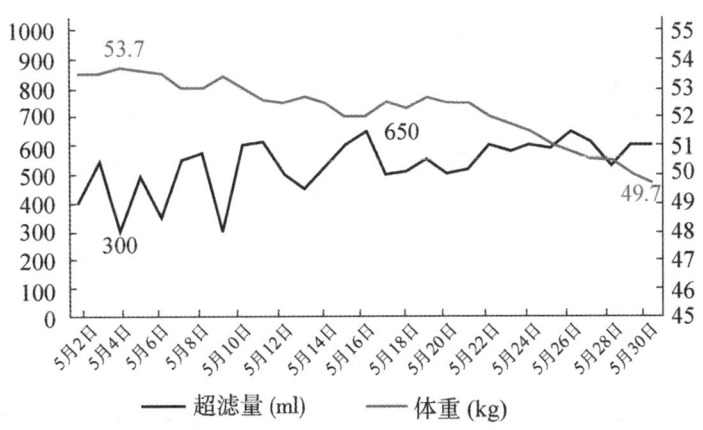

图 2-4-7　患者健康指导后 PD 超滤量、体重折线图

九、护理心得

PD 患者治疗过程中严格控水、低磷和低钾饮食以及运动能力下降等多种因素相互影响，容易

使食物传输减慢、大便干结，导致便秘的发生。腹膜透析因 PD 导管位置的特殊性，严重便秘可导致 PD 患者发生导管功能障碍以及腹膜炎，应注意观察 PD 患者的超滤量、体重以及便秘相关情况，通过饮食调节、适当运动及养成良好的排便习惯等预防便秘的发生，必要时通过用药及时缓解便秘，阻止水肿-控水-便秘-导管移位-超滤量减少-水肿的恶性循环。

* 特别说明：本文为个性化的 PD 患者便秘健康指导，如出现便血、急腹症、PD 液浑浊、血性 PD 液等，应及时就医，进一步完善检查。

（门春翠）

【参考文献】

[1] Lewis S J, Heaton K W. Stool form scale as a useful guide to intestinal transit time. Scand J Gastroenterol, 1997, 32（9）：920-924.

[2] Aziz I, Whitehead W E, Palsson O S, et al. An approach to the diagnosis and management of Rome IV functional disorders of chronic constipation. Expert Rev Gastroenterol Hepatol, 2020, 14（1）：39-46.

[3] 中华医学会消化病学分会胃肠动力学组，中华医学会外科学分会结直肠肛门外科学组. 中国慢性便秘诊治指南（2013，武汉）. 胃肠病学, 2013, 18（10）：605-612.

[4] Suares N C, Ford A C. Prevalence of, and risk factors for, chronic idiopathic constipation in the community: systematic review and meta-analysis. Am J Gastroenterol, 2011, 106（9）：1582-1592.

[5] 门春翠，芦丽霞. 维持性腹膜透析患者便秘情况调查及其影响因素分析. 中国血液净化, 2017, 16（10）：684-681.

[6] 中华医学会消化病学分会胃肠动力学组，中华医学会消化病学分会功能性胃肠病协作组. 中国慢性便秘专家共识意见（2019，广州）. 中华消化杂志, 2019, 39（9）：577-598.

[7] Zhang L. The prevalence of constipation in end-stage kidney disease patients: A cross-sectional observation study. Medicine (Baltimore), 2022, 101（43）：e31552.

[8] Su C Y, Pei J, Lu X H, et al. Gastrointestinal symptoms predict peritonitis rates in CAPD patients. Clin Nephrol, 2012, 77（4）：267-274.

[9] Li P K, Chow K M, Cho Y, et al. ISPD peritonitis guideline recommendations: 2022 update on prevention and treatment. Perit Dial Int, 2022, 42（2）：110-153.

[10] 中华医学会外科学分会结直肠外科学组. 中国成人慢性便秘评估与外科处理临床实践指南（2022版）. 中华胃肠外科杂志, 2022, 25（1）：1-9.

[11] Mearin F, Ciriza C, M í nguez, et al. Irritable bowel syndrome with constipation and functional constipation in adults: treatment (Part 2 of 2). Semergen, 2017, 43（2）：123-140.

[12] Suares N C, Ford A C. Systematic review: the effects of fibre in the management of chronic idiopathic constipation. Alimentary Pharmacology & Therapeutics, 2011, 33（8）：895-901.

[13] 中国医师协会肾脏内科医师分会，中国中西医结合学会肾脏疾病专业委员会营养治疗指南专家协作组. 中国慢性肾脏病营养治疗临床实践指南（2021版）. 中华医学杂志, 2021, 101（8）：539-559.

[14] Mearin F, Ciriza C, M í nguez M, et al. Clinical practice guideline: irritable bowel syndrome with constipation and functional constipation in the adult. Rev Esp Enferm Dig, 2016, 108（6）：332-363.

[15] De Schryver A M, Keulemans Y C, Peters H P, et al. Effects of regular physical activity on defecation pattern in middle-aged patients complaining of chronic constipation. Scand J Gastroenterol, 2005, 40（4）：422-429.

[16] Sumida K, Dashputre A A, Potukuchi P K, et al. Laxative use in patients with advanced chronic kidney disease transitioning to dialysis. Nephrol Dial Transplant, 2021, 36（11）：2018-2026.

[17] Lindberg G, Hamid S S, Malfertheiner P, et al. World Gastroenterology Organisation global guideline: constipation—a global perspective. J Clin Gastroenterol, 2011, 45（6）：483-487.

第五节　一例妊娠期维持性血液透析患者的容量调整

【摘要】 本个案通过调查一位妊娠维持性血液透析患者的临床诊治，分析其存在的问题，全面制定综合治疗方案，为顺利分娩保驾护航。该患者透析龄 2 年，5 个月前发现妊娠，为保证妊娠过程中的孕妇和胎儿安全，经门诊收入院。入院后为患者制订了个体化透析方案，增加透析频率，延长透析时间，综合评估透析脱水量，控制体重的同时满足孕妇及胎儿的代谢需要，定期复查产前超声、胎心监护以了解胎儿情况，保证了患者顺利分娩。

【关键词】 透析间期体重增长；妊娠；容量控制

一、病例简介

（一）现病史

患者女，31 岁，主因"发现肾功能异常 4 年，维持性血液透析 2 年，停经 19^{+4} 周"入院。患者 4 年前（2019 年）孕 15 周时出现"心力衰竭、肾衰竭"，恶性高血压，血压最高 190/130 mmHg，血肌酐升至 900 μmol/L，即终止妊娠。2 年前（2021 年）开始规律血液透析，透析过程平稳。存在肾性贫血及继发性甲状旁腺功能亢进等并发症，尿量 600 ml/d。5 个月前患者妊娠，血液透析频率增至 4 次/周，并规律产检，胎儿发育未见异常。由于患者有强烈妊娠需求，为保证妊娠过程中孕妇和胎儿的安全，经门诊收入院。既往否认其他慢性病史。孕 4 产 0，两次人工流产，一次稽留流产。

（二）近 1 个月主诉及病情变化

1. 主诉：停经 21^{+1} 周，无特殊不适。
2. 近 1 个月（2023 年 2 月）血压波动于（95~178）/（55~108）mmHg。
3. 2023 年 2 月单次超滤量平均 4.26 kg（图 2-5-1）。

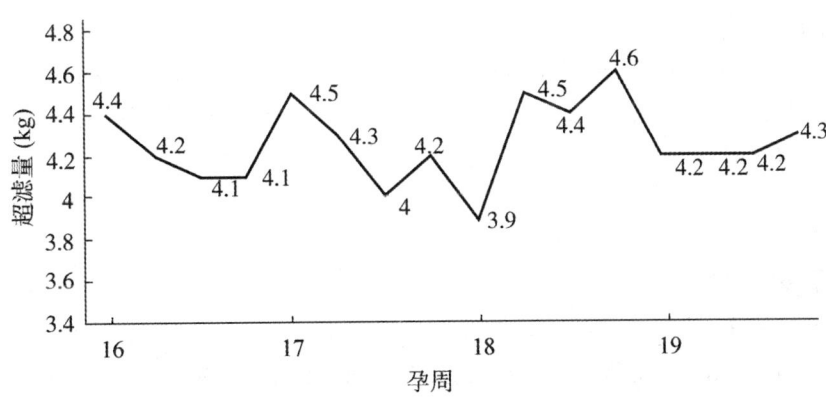

图 2-5-1　2023 年 2 月的超滤量

4. 睡眠状态：睡眠可；夜间睡眠通常 11:00—11:30 pm 入睡，平均夜间睡眠时长 7~9 h；有午睡习惯，时长 1~2 h。
5. 二便情况：无尿。大便规律，1~2 次/天，黄色软便。

（三）体格检查

体温 36.5 ℃，脉搏 87 次/分，呼吸 22 次/分，血压 150/94 mmHg，身高 166 cm，体重 64 kg。轻度贫血貌，心肺查体无异常，腹部膨隆，宫底位于脐下 2 指，双下肢无水肿。

（四）患者近 3 个月实验室检查（表 2-5-1）

表 2-5-1 2022 年 12 月—2023 年 2 月实验室检查

孕周	血红蛋白（g/L）	白蛋白（g/L）	前白蛋白（mg/L）	校正钙（mmol/L）	磷（mmol/L）	钾（mmol/L）	尿酸（μmol/L）	血糖（mmol/L）
10^{+1}	113	37.1 ↓	—	2.36	1.3	5.6 ↑	437 ↑	7.79 ↑
13^{+4}	119	36.5 ↓	—	2.57	1.0	4.4	434 ↑	7.36 ↑
17^{+3}	116	36.7 ↓	311	2.47	0.9	4.4	465 ↑	7.87 ↑

孕周	$T-CO_2$（mmol/L）	CRP（mg/L）	iPTH（pg/ml）	Kt/V	URR（%）	铁蛋白（ng/ml）	转铁蛋白饱和度（%）
10^{+1}	25.1	—	195	1.3	—	—	—
13^{+4}	24.6	—	169	1.2	—	528.7	35.8%
17^{+3}	25.4	1.3	177	1.4	70.8%	—	—

注：$T-CO_2$：总二氧化碳；CRP：C 反应蛋白；iPTH：全段甲状旁腺激素；Kt/V：周尿素清除指数；URR：尿素下降率。

（五）辅助检查

超声心动（12^{+1} 周）：左房、左室、右房扩大，左室射血分数 57%；左室射血分数（19^{+3} 周）：58.9%；肺动脉收缩压 24.4 mmHg。

（六）诊断

宫内孕 19^{+4} 周

慢性肾病 5 期

  肾性贫血

  矿物质骨代谢紊乱

  高钾血症

（七）入院前透析治疗方案

规律透析，HD：4 次/周；血流速度 250 ml/min，透析液流速 500 ml/min；透析液处方：钠 138 mmol/L、钙 1.25 mmol/L、钾 2.0 mmol/L、碳酸氢根 35 mmol/L；抗凝方案：低分子肝素钙 3000 U 透析时静脉注射。

二、营养评估

（一）人体测量

身高 166 cm，体重 64 kg，体质指数（BMI）23.22 kg/m²（正常）。上臂围 28 cm（正常），肱三头肌皮褶厚度 14.1 mm（正常），上臂肌围 23.4 cm（正常），握力 29.7 kg（正常）。

（二）营养评分

主观综合营养评分（SGA）：营养好（A）。

（三）膳食调查

1. 24 h 膳食回顾调查：依据肾脏病食物交换份，估算摄入谷薯类 6 份，水果类 3.5 份，蔬菜类 2～3 份，肉、蛋、奶、大豆类 5 份，油脂类 2～3 份（表 2-5-2）。

表2-5-2 患者24h膳食回顾调查

餐次	食品名称	原料重量（g）	酒、水、饮料（ml）	进餐地点
早餐	牛奶	200		家中
	面包	100		
	鸡蛋	50		
加餐	苹果	300	500	家中
中餐	胡萝卜	30	200	家中
	猪肉	100		
	米饭	100		
	白菜	150		
加餐	橘子、梨	400	600	家中
晚餐	豆角	150	300	家中
	西红柿	100		
	米饭	100		
	牛肉	50		

2.食物频率/数调查：主食以米饭为主，近期喜食蔬菜、肉类，水果摄入不控制（表2-5-3）。

表2-5-3 食物频率/数调查

食物种类	食用次数（次/周）				
	0	1	2~3	4~6	7及以上
谷薯类					√米饭
杂豆类	√				
蔬菜类					西红柿、胡萝卜
菌藻类	√				
水果类					√
蛋类					每日1个鸡蛋
水产品		√			
畜禽肉			√		
动物肝		√			
血制品	√				
大豆制品			√		
坚果			√		
奶及奶制品					每日喝牛奶
油炸、烧烤食品	√				
零食		√			
饮料	√				

三、心理、跌倒评估

焦虑自评量表（SAS）：43分（存在焦虑症状）；抑郁自评量表（SDS）：27分（正常）。跌倒风险评估量表（Morse）：15分，尽管按照评分标准属于低跌倒风险，但护理中仍要将孕妇作为重点协助转运对象，并做好相关健康指导。

四、健康教育问题

1. 心理问题：患者属于外向、被动、紧张、独立型人格特征，饮食和生活作息行为根据自身主观意愿。由于存在妊娠失败史，存在焦虑情绪。

2. 知识缺乏：知道自己的疾病及部分诊断，但对自我健康管理知识（如妊娠期蛋白摄入、妊娠期体重控制）缺乏。

五、出入量、体重、血压控制

（一）入院后透析治疗方案

增加透析强度，透析处方设置为每周36 h，即每周6次血液透析滤过，每次6 h。血流速200 ml/min，透析液流速为300 ml/min，前稀释置换液流量60 ml/min。透析液钾浓度3.0 mmol/L，钙浓度1.5 mmol/L。血液透析滤过器膜面积为1.5 m²。采用低分子肝素钠抗凝，首剂3000 U，4 h追加1000 U。

入院后3个月（2023年3—5月）血压（104～169）/（69～109）mmHg（135/73 mmHg），其中26^{+3}动态血压平均水平为（125～142）/（79～92）mmHg，近3个月（2023年3—5月）单次超滤量均值2.49 kg（入院前4.26 kg）（图2-5-2）。

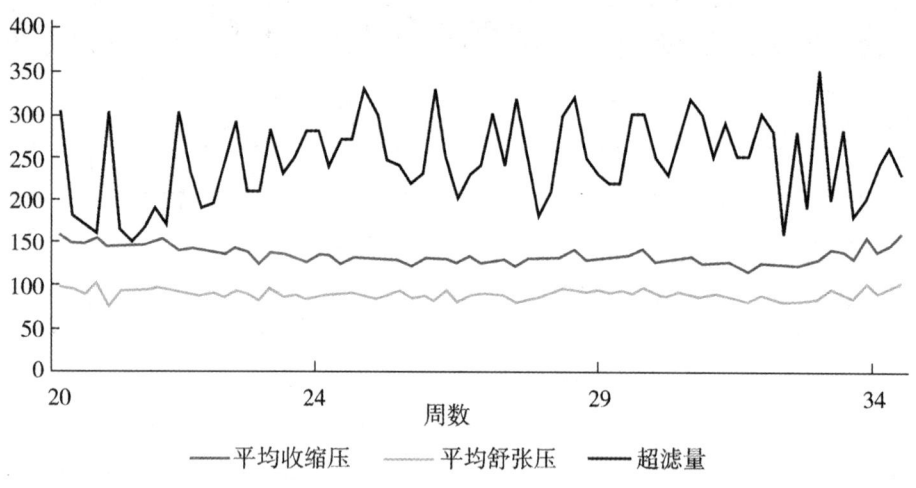

图2-5-2　2023年3—5月血压（mmHg）及超滤量（×10⁻² kg）

（二）脱水量的制定

规律透析患者要求透析间隔1天体重增长不超过干体重的5%，间隔2天不超过6%。而对于孕期透析患者，由于随着妊娠周数增加，胎儿体重增加，透析期间的脱水量不能仅根据干体重设定，还需结合干体重出入量、血压、脑利钠肽（brain natriuretic peptide, BNP）等多因素制定，患者脱水量平均在2.5±0.5 L。同时，在透析过程中利用费森尤斯5008透析机的血容量监测（blood volume monitor, BVM）功能，在线测量相对血容量（relative blood volume, RBV），RBV是血液透析中某一时间点的血容量与透析前血容量的比值，对其的监测可推测出血管内血容量的变化。患者透析过程中 RBV 平均值如下：1 h RBV 值（99.1±0.9）%；2 h RBV 值（96.25±0.05）%；3 h RBV 值（95.05±0.05）%；4 h RBV 值（95.25±1.25）%；5 h RBV 值（90.15±5.1）%；6 h RBV 值（88.45±6.45）%。表明设置脱水量较为合适。

（三）动态调整透析方案

根据临床评估，实时调整透析方案。入院后第 11 次透析前血压 155/98 mmHg，BNP 401 ng/L，考虑患者容量负荷增加，调整透析脱水目标，下调干体重，持续监测 RBV 值，患者透中前 4 h RBV 值波动在 94.6%～100%，下机前 RBV 值 91.4%，血压平稳降至 131/81 mmHg。

（四）体重控制效果

患者入院后 3 个月（2023 年 3—5 月）体重增长稳定（图 2-5-3）。胎儿发育正常。

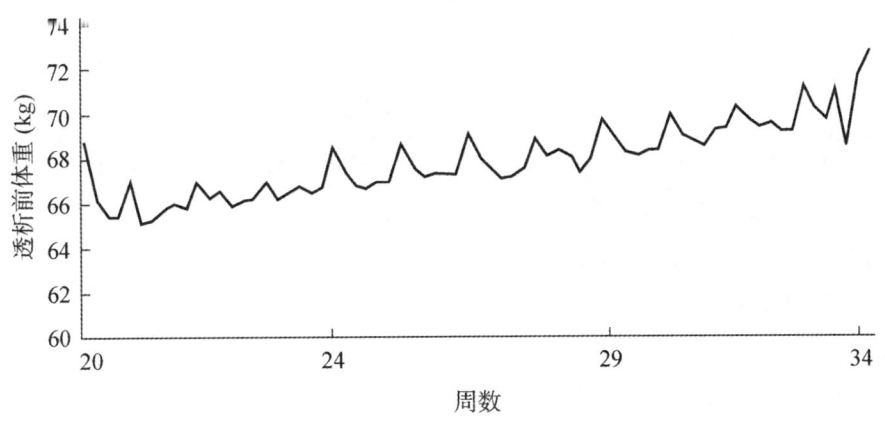

图 2-5-3　2023 年 3—5 月透析前体重

六、入院后实验室检查（表 2-5-4）

表 2-5-4　实验室检查

孕周	肌酐（μmol/L）	尿素氮（mmol/L）	二氧化碳（mmol/L）	校正钙（mmol/L）	磷（mmol/L）	钾（mmol/L）	BNP（ng/L）	血红蛋白（g/L）	白细胞（10^9/L）	血小板（10^9/L）
20^{+6}	389.6	11.37	26.3	2.26	0.9	4.24	298	102	12.2	299
21^{+6}	321.4	7.81	25.8	2.37	0.95	4.16	135	107	10.1	300
22^{+6}	412.93	12.59	26.34	2.25	0.81	4.12	130	96	11	305
23^{+6}	297.26	8.83	25.82	2.37	1.11	4.13	56	109	12.5	369
24^{+6}	318.83	10.53	25.05	2.32	1.22	4.53	196	104	11.13	314
25^{+6}	297.27	7.94	31.39	2.32	1.17	4.52	305	106	11.7	328
26^{+6}	301.8	8.61	25.9	—	—	4.26	71	114	10.9	329
27^{+6}	335.18	9.24	25.43	2.43	1.18	4.26	72	114	9.5	289
28^{+6}	294.95	10	25.95	2.37	0.95	4.3	64	118	10.6	282
29^{+6}	307.84	10.23	22.7	2.38	1.11	4.56	33	118	11	297
30^{+6}	380	14.9	23.3	2.4	0.72	5.38	—	113	11.9	314

注：BNP：B 型利钠肽。

七、入院后辅助检查(表2-5-5,表2-5-6)

表2-5-5 产前超声结果

孕周	双顶径(mm)	头围(mm)	腹围(mm)	股骨长(mm)	肱骨长(mm)	羊水最大平面(mm)	宫颈管闭合段长度(mm)
22	58.1	206.3	175.1	37.6	35.1	70	34.8
24⁺	62.3	223.3	198.7	43.4	—	49	30.3
26⁺	71.3	247.8	211.2	44.6	—	74	38.2
29	77.2	270.7	232.9	48.7	—	63	32.1
30⁺	80.4	283.7	245.6	50.3	47.4	64~67	33.7~34

表2-5-6 超声心动报告结果

孕周	射血分数(%)	室间隔厚度(cm)	肺动脉收缩压(mmHg)	左室舒张末期容积(ml)
19⁺	58.9	1.3	24.4	123.8
21⁺	68.8	1.4	31.9	128.2
22⁺	56.3	1.1	19.9	139
24⁺	68.3	1.2	19.9	113.7
26⁺	60	1.2	22.5	121.3
29⁺	67.8	1.2	26	121.8
30⁺	65.8	1.2	24.3	122.5

八、入院后用药方案

给予降压、纠正贫血、纠正钙磷代谢紊乱等治疗。

九、健康指导

(一)饮食指导

美国国家医学院推荐妊娠女性的蛋白质膳食参考摄入量为1.1 g/(kg·d)。本例中为患者制订血液透析妊娠患者的个体化营养方案,孕中期蛋白质维持在1.2 g/(kg·d)+10 g/d,优质蛋白占60%以上,能量25~30 kcal/(kg·d)+300 kcal,低盐、低脂、低嘌呤、限钾、低磷,孕晚期蛋白质增加到1.3 g/(kg·d)+10 g/d,能量32~33 kcal/(kg·d)+300 kcal。

妊娠透析患者对水果蔬菜的限制与一般透析患者类似,尽量避免含钾比较高的水果、蔬菜并注意其中的含水量,像橘子、香蕉、猕猴桃、西瓜等水果尽量避免,可以选择柠檬、草莓、哈密瓜等水果。

本案例给予个体化营养指导,向患者强调饮食管理的重要性,指导其合理饮食。由于孕期患者透析频次增加,建议患者可将每日入量控制在2500 ml内。根据研究建议,推荐孕中期蛋白质每日摄入量88 g;孕晚期蛋白质每日摄入量101 g。增加优质蛋白的摄入:指导患者每天进食1个白水煮鸡蛋、50 g瘦肉。孕晚期可给予白蛋白输注纠正低白蛋白血症。

患者入院控制饮食1个月后,护士请患者进行了3日膳食日记记录(表2-5-7)。

表2-5-7 3日膳食日记记录单

第1天(透析日)		第2天(透析日)		第3天(透析日)	
食物	食物的量(g)	食物	食物的量(g)	食物	食物的量(g)
早餐		早餐		早餐	
馒头	50	面包	60	面条	30
鸡蛋	30	鸡蛋	30	鸡蛋	30
牛奶	200	牛奶	200	牛奶	200
炒白菜	100			圆白菜	50
午餐		午餐		午餐	
米饭	20	面条	40	烙饼	100
牛肉	50	茄子	50	猪肉	50
胡萝卜	20	猪肉	20	黄瓜	50
黄瓜	100	苹果	100	黄豆	30
香蕉	100			牛肉	30
				荔枝	30
晚餐		晚餐		晚餐	
米饭	20	玉米	100	米饭	20
猪肉	50	芹菜	50	鱼	100
白菜	100	猪肉	30	西红柿	100
烧萝卜	100	小米粥	20	鸡蛋	50
水	1000	水	1500	水	900
油脂10 g 盐5 g 酱油10 ml		油脂20 g 盐5 g 酱油15 ml		油脂15 g 盐5 g 酱油10 ml	

以下由医师/护士计算后填写:

第1天

0~1 g	油脂类:10 g,90 kcal	瓜果蔬菜:320 g,80 kcal	淀粉类:50 g,180 kcal
4 g	坚果类:0	谷薯类:40 g,144 kcal	绿叶蔬菜:200 g,40 kcal
7 g	肉蛋类:130 g,234 kcal	豆类:0	低脂奶类:200 g,75 kcal

第2天

0~1 g	油脂类:20 g,180 kcal	瓜果蔬菜:150 g,37.5 kcal	淀粉类:100 g,360 kcal
4 g	坚果类:0	谷薯类:100 g,360 kcal	绿叶蔬菜:50 g,180 kcal
7 g	肉蛋类:50 g,90 kcal	豆类:0	低脂奶类:200 g,75 kcal

第3天

0~1 g	油脂类:15 g,135 kcal	瓜果蔬菜:180 g,45 kcal	淀粉类:130 g,468 kcal
4 g	坚果类:0	谷薯类:20 g,72 kcal	绿叶蔬菜:50 g,10 kcal
7 g	肉蛋类:260 g,468 kcal	豆类:30 g,77.1 kcal	低脂奶类:200 g,75 kcal

注：参照"肾脏病食物交换份"。

（二）体重管理

既往研究建议孕妇在妊娠前3个月的干体重增加约1.6 kg，在妊娠中晚期每周增加0.3～0.5 kg。由于孕期患者透析频次增加，动态的干体重也能评估准确。患者需要调整淀粉及脂肪的摄入来控制干体重。

在水负荷的控制方面，患者每日透析以维持稳定的心肺功能。由于患者采取每日透析的增强透析方案，患者对水摄入的控制可以有所宽松，继而关注孕期营养的均衡摄入，保证胎儿发育。

孕期体重适宜增长有利于保证母婴的营养并获得良好的妊娠结局。平均而言，孕期总增重约12 kg较为适宜，孕前体重较低的妇女孕期增重可稍多，孕前超重/肥胖者孕期增重应减少。妊娠期妇女体重增长范围和妊娠中晚期周增重推荐值见表2-5-8。

表2-5-8　妊娠期妇女体重增长范围和妊娠中晚期周增重推荐值

妊娠前BMI（kg/m²）	总增重范围（kg）	妊娠早期增重范围（kg）	妊娠中晚期每周体重增长值及范围（kg）
低体重（＜18.5）	11.0～16.0	0～2.0	0.46（0.37～0.56）
正常体重（18.5≤BMI＜24.0）	8.0～14.0	0～2.0	0.37（0.26～0.48）
超重（24.0≤BMI＜28.0）	7.0～11.0	0～2.0	0.30（0.22～0.37）
肥胖（≥28.0）	5.0～9.0	0～2.0	0.22（0.15～0.30）

本例患者为正常体重，通过饮食、出入量、血压、营养学指标、BNP、BVM，以及胎儿的生长情况综合评估干体重与脱水量，患者入院至分娩期间住院11周，体重增长4.1 kg，平均每周增长0.37 kg，体重增长合理。

（三）运动指导

建议患者以步行运动为主，运动时心率≤120次/分较适宜，嘱患者在人流较少、空气新鲜的地点运动，运动时由家属陪同，衣服保暖、宽松；进食后30 min进行运动，运动时随身携带糖果，有低血糖情况时及时处理。尽量控制运动时间在30 min以内，每日2次，避免消耗过多能量。

（四）心理指导

透析患者妊娠会有低落、紧张、焦虑等不良情绪，医护人员应主动和患者沟通，倾听患者和家属的主诉，给予安慰，鼓励患者战胜疾病，积极配合治疗，同时做好家属的工作，让亲友们多关心患者，多进行安抚和鼓励工作。

十、护理体会

本案例中，护理人员主要把握了脱水量、超滤量和血压，指导患者透析间期规律用药、规范饮食，透析中合理评估，确保患者体重增长稳定，保证了患者顺利分娩，母子平安。本案例提示针对特殊患者的体重控制，除了依靠患者自身对饮食的控制，还应优化方案，丰富监测手段，为患者提供更稳妥的疗效，为其他治疗保驾护航。

随着血液透析患者医疗和生活质量的不断提高，一些育龄期女性提出了妊娠需求。本节呈现了一份成功的案例，经过对患者的综合评估、持续监测和处方调整等，特别是对容量和营养状态的细致评估和诊治方案设定，保障患者安全度过了妊娠期，且顺利分娩。

【参考文献】

[1] Crucelegui S, Luxardo R, Philippi R, et al. Successful pregnancy in a patient with high volume predilution on-line haemodiafiltration. Is it the best dialysis option in women with chronic kidney

disease? Nefrologia(Engl Ed), 2020, 40(6): 683-684.

[2] Shah S, Christianson A L, Meganathan K, et al. Racial Differences and Factors Associated with Pregnancy in ESKD Patients on Dialysis in the United States. J Am Soc Nephrol, 2019, 30(12): 2437-2448.

[3] Ribeiro C I, Silva N. Pregnancy and dialysis. J Bras Nefrol, 2020, 42(3): 349-356.

[4] Hladunewich M A, Hou S, Odutayo A, et al. Intensive hemodialysis associates with improved pregnancy outcomes: a Canadian and United States cohort comparison. J Am Soc Nephrol, 2014(25): 1103-1109.

[5] Shahir A K, Briggs N, Katsoulis J, et al. An observational outcomes study from 1966-2008, examining pregnancy and neonatal outcomes from dialysed women using data from the ANZDATA Registry. Nephrology(Carlton), 2013(18): 276-284.

[6] Shah S, Christianson A L, Meganathan K, et al. Racial differences and factors associated with pregnancy in ESKD patients on dialysis in the United States. J Am Soc Nephrol, 2019(30): 2437-2448.

[7] Oliverio A L, Bragg-Gresham J L, Admon L K, et al. Obstetric deliveries in US women with ESKD: 2002-2015. Am J Kidney Dis, 2020(75): 762-771.

[8] Piccoli G B, Minelli F, Versino E, et al. Pregnancy in dialysis patients in the new millennium: a systematic review and meta-regression analysis correlating dialysis schedules and pregnancy outcomes. Nephrol Dial Transplant, 2016(31): 1915-1934.

[9] Shaw J, Katopodis C, Hladunewich M A, et al. Changing dialysis modality during pregnancy: a case report. Perit Dial Int, 2018, 38(6): 456-458.

[10] Hladunewich M, Schatell D. Intensive dialysis and pregnancy. Hemodial Int, 2016, 20(3): 339-348.

[11] Hoffman M, Sibai B. Dialysis in pregnancy: role of the underlying cause of renal failure on peripartum outcomes. Am J Perinatol, 2020, 37(6): 570-576.

[12] Ribeiro C I, Silva N. Pregnancy and dialysis. Braz J Nephrol, 2020, 42(3): 349-356.

[13] Oliverio A L, Hladunewich M A. End-stage kidney disease and dialysis in pregnancy. Adv Chronic Kidney Dis, 2020, 27(6): 477-485.

[14] Institute of Medicine. Dietary reference intakes: the essential guide to nutrient requirements. Washington: National Academies Press, 2006.

[15] Stover J. Nutritional management of pregnancy in chronic kidney disease. Adv Chronic Kidney Dis, 2007, 14(2): 212-214.

[16] 中国营养学会. 中国居民膳食指南. 北京: 人民卫生出版社, 2022.

（王朕玉　于重燕）

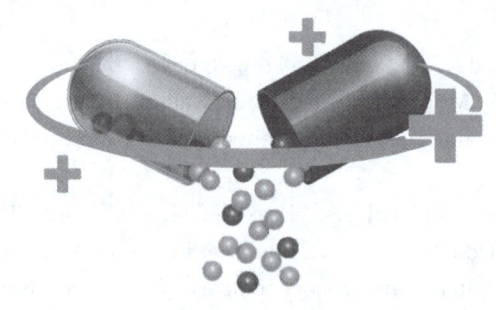

第三章

透析患者运动处方案例指导

第一节 一例透析患者透析间期的运动指导

【摘要】本个案通过调查一例原发病为慢性肾小球肾炎的维持性血液透析（maintenance hemodialysis，MHD）患者的运动知识、信念、行为，结合患者心理状态、睡眠质量、心肺耐力评估，分析其存在的问题，提出整改方案。该患者行 MHD 治疗 4 年半，透析充分性达标。基线期患者存在焦虑、抑郁、睡眠障碍、轻度心肺功能不全，运动知识 13 分、运动态度 16 分、运动行为 8 分，总分为 37 分（不及格，大于 48 分为及格）。护士就 MHD 患者运动康复相关知识以及运动的重要性进行了宣教，鼓励并指导患者在透析间期合理运动，使得患者"知、信、行"得分提高，心理功能、睡眠质量、心肺功能得到改善。

【关键词】血液透析；运动康复

一、病例简介

（一）现病史

患者女性，55 岁，2014 年因"血压控制不良"于当地医院查体时发现肌酐、尿素氮升高（具体数值不详），当时有夜尿增多、尿中带泡沫，无颜面部水肿，无腰痛、尿痛，诊断为"慢性肾功能不全"，未予特殊处理，为进一步治疗就诊于我科门诊。血生化检查示：二氧化碳结合力 19.68 mmol/L，尿素氮 24.64 mmol/L，肌酐 302.00 μmol/L。泌尿系统超声显示双肾体积缩小，考虑慢性肾实质损害。诊断为"慢性肾功能不全"，给予尿毒清、海昆肾喜、药用炭片（爱西特）等药物治疗。

2018 年 10 月 15 日患者因食欲减退，复查血尿素氮 37.40 mmol/L，血肌酐 990.60 μmol/L，收入院行血液透析治疗。

既往史：否认肝炎病史，无结核病史，否认疟疾病史，否认心脏病史，否认糖尿病、脑血管疾病、精神疾病史，否认手术史，无外伤史，无输血史，无食物、药物过敏史，预防接种史不详。

患者于 2018 年 9 月 7 日行左侧桡动脉-头静脉自体动静脉内瘘成形术，启用时间为 2018 年 10 月 15 日。

（二）近 1 个月主诉及病情变化

1. 主诉：活动耐力下降 1 个月
2. 近 1 个月（2023 年 2 月）透析前、后血压变化：血液透析治疗上机前波动在（138～152）/（80～89）mmHg；下机后波动在（142～170）/（80～103）mmHg。
3. 近 1 个月（2023 年 2 月）超滤量：1500～2400 ml。
4. 睡眠状态：失眠多梦，匹兹堡睡眠质量指数量表 15 分（存在睡眠障碍）。
5. 二便情况：大便正常，1 次 / 日；小便约 300 ml/d。

（三）体格检查

体温 36.5℃，脉搏 82 次 / 分，呼吸 20 次 / 分，血压 151/67 mmHg，身高 167 cm，体重 55 kg，神清语利，双肺呼吸音清，未闻及干、湿啰音，心律齐，各瓣膜听诊区未闻及病理性杂音，腹软，无压痛及反跳痛，颜面部及双下肢无水肿。

血管通路物理检查 视诊：皮肤完整性良好，血管走行平直，无红肿、破损、硬结及皮疹表现。触诊：双手皮温正常，吻合口及瘘体震颤良好，穿刺区域血管弹性良好。听诊：可闻及内瘘血管杂音弥漫、连续、低调、收缩期 / 舒张期均存在。搏动增强试验（－）；举臂试验（－）。

（四）近 3 个月实验室检查（表 3-1-1）

表 3-1-1 2022 年 12 月—2023 年 2 月血生化指标

日期	血红蛋白（g/L）	白蛋白（g/L）	甘油三酯（mmol/L）	低密度脂蛋白胆固醇（mmol/L）	钙（mmol/L）	磷（mmol/L）	钾（mmol/L）
2022 年 12 月 8 日	117	43	1.14	4.24 ↑	2.3	1.99 ↑↑	4.9
2023 年 1 月 13 日	103 ↓	42.8	—	—	2.17	1.55 ↑	5.49
2023 年 2 月 13 日	93 ↓	—	—	—	1.96 ↓	2.63 ↑	5.14

日期	尿酸（μmol/L）	T-CO_2（mmol/L）	CRP（mg/L）	iPTH（pg/ml）	Kt/V	URR（%）	铁蛋白（ng/ml）	转铁蛋白饱和度（%）
2022 年 12 月 8 日	307.1	24.1	< 0.5	187	1.73	77.4	95.37 ↓	—
2023 年 1 月 13 日	—	31.5 ↑	< 0.5	—	—	—	—	—
2023 年 2 月 13 日	364.7	19.6 ↓	—	—	—	—	—	—

注：T-CO_2：总二氧化碳；CRP：C 反应蛋白；iPTH：全段甲状旁腺激素；Kt/V：周尿素清除指数；URR：尿素下降率。

（五）辅助检查

1. 血管超声左前臂动静脉内瘘术后，左前臂内瘘上方头静脉狭窄。
2. 超声心动图主动脉瓣反流（轻微）；二尖瓣反流（轻微）；三尖瓣反流（轻微）；左室舒张功能减低：A 峰、E 峰流速比值 < 1，射血分数 63%。

（六）诊断

慢性肾病 5 期
　　维持性血液透析
　　高尿酸血症
　　钙磷代谢紊乱
　　代谢性酸中毒
　　动静脉内瘘成形术后

肝囊肿

胆囊结石

睡眠障碍

（七）透析治疗方案

规律透析：HD：3次/周；HDF：4次/月；血流速度：200～260 ml/min，透析液流速 500 ml/min；透析液处方：钠 138 mmol/L、钙 1.25 mmol/L、钾 2.0 mmol/L。抗凝方案：低分子量肝素钠注射液 3187 IU/次，3次/周，透析前静脉注射。静脉药物：左卡尼汀 1.0 g/次，3次/周，透析后通过透析管路静脉端给药；促红细胞生成素 10000 IU/次，透析后通过透析管路给药 2次/周。口服药物见表3-1-2。

表3-1-2 患者口服药物列表

	名称	剂量	用法
改善营养	复方α-酮酸 叶酸	4片 5 mg	3次/日 3次/日
控制SPTH	碳酸镧 骨化三醇 西那卡塞	500 mg 0.75 μg 25 mg	3次/日（餐中） 3次/周，透析日睡前 1次/日
纠正贫血	多糖铁	300 mg	1次/日
控制血钾	环硅酸锆钠散	10 g	必要时
控制血压、心率	沙库巴曲缬沙坦钠片 酒石酸美托洛尔	100 mg 25 mg	必要时 1次/日
降尿酸	非布司他	40 mg	1次/日
降血脂	阿托伐他汀钙片	10 mg	1次/晚
保肾	百令胶囊	1.5 g	2次/日
纠酸	碳酸氢钠	1 g	2次/日，非透析日

注：SPTH 为甲状旁腺功能亢进。

二、评估指标

（一）心理状态评估

焦虑自评量表（SAS）56.25分（轻度焦虑），抑郁自评量表（SDS）53.75分（中度抑郁）。

（二）睡眠质量评估

匹兹堡睡眠质量量表：15分（存在睡眠障碍）。

（三）营养评估

1. 人体测量：身高 167 cm，体重 58 kg，体质指数（BMI）20.79 kg/m²（正常）；上臂围 22.3 cm（女性参考标准值：25.8 cm）；右手握力 27.70 kg（正常）；肱三头肌皮褶厚度 34 mm（女性参考标准值：15.3 mm）；腰臀比：0.76（女性腰臀比＞0.85 可定义为腹部肥胖）。

2. 营养评分：主观综合营养评分（SGA）：营养好（A）。

3. 膳食调查：根据当日实验室检查，对患者进行膳食调查（表3-1-3）。

表 3-1-3　3 日膳食称重记录单

第1天（透析日）		第2天（非透析日）		第3天（非透析日 周末）	
食物	食物的量（g）	食物	食物的量（g）	食物	食物的量（g）
早餐		早餐		早餐	
茭瓜鸡蛋水饺	170（面60，茭瓜80，鸡蛋30）	白菜肉馅饼	170（面60，白菜40，猪肉70）	白菜肉包子	255（面90，白菜60，猪肉105）
水	230	牛奶	250	牛奶	250
		水	30	水	45
午餐		午餐		午餐	
土豆炖扁豆	300（土豆150，扁豆150）	萝卜鸡蛋包子	340（面120，萝卜160，鸡蛋60）	萝卜鸡蛋包子	255（面90，萝卜120，鸡蛋45）
苦菊拌黄瓜	200（黄瓜160，苦菊40）	水	360	水	345
桃	200				
水	330				
馒头	70				
晚餐		晚餐		晚餐	
扁豆肉包子	425（面150，扁豆135，猪肉140）	茭瓜鸡蛋水饺	340（面120，茭瓜160，鸡蛋60）	鱼	50
凉拌茄子	100	水	360	土豆炖扁豆	200（土豆100，扁豆100）
水	275			馒头	70
				水	30

以下由医师/护士计算后填写：

第1天

0~1 g	油脂类（10 g，90 kcal）20 g	瓜果蔬菜（200 g，50 kcal）975 g	淀粉类（50 g，180 kcal）0 g
4 g	坚果类（20 g，90 kcal）0 g	谷薯类（50 g，180 kcal）280 g	绿叶蔬菜（250 g，50 kcal）40 g
7 g	肉蛋类（50 g，90 kcal）170 g	豆类（35 g，90 kcal）0 g	低脂奶类（240 g，90 kcal）0 g

第2天

0~1 g	油脂类（10 g，90 kcal）20 g	瓜果蔬菜（200 g，50 kcal）360 g	淀粉类（50 g，180 kcal）0 g
4 g	坚果类（20 g，90 kcal）0 g	谷薯类（50 g，180 kcal）300 g	绿叶蔬菜（250 g，50 kcal）0 g
7 g	肉蛋类（50 g，90 kcal）190 g	豆类（35 g，90 kcal）0 g	低脂奶类（240 g，90 kcal）250 g

第3天

0~1 g	油脂类（10 g，90 kcal）20 g	瓜果蔬菜（200 g，50 kcal）380 g	淀粉类（50 g，180 kcal）0 g
4 g	坚果类（20 g，90 kcal）0 g	谷薯类（50 g，180 kcal）250 g	绿叶蔬菜（250 g，50 kcal）0 g
7 g	肉蛋类（50 g，90 kcal）200 g	豆类（35 g，90 kcal）0 g	低脂奶类（240 g，90 kcal）250 g

注：参照"中国肾脏病食物交换份"。

4. 运动训练"知-信-行"量表：37 分。

5. 6 min 步行试验：525 m。

三、健康教育问题

1. 心理问题：患者存在焦虑、抑郁，可能与存在睡眠障碍有关。

2. 营养评估分析

（1）人体测量：BMI 20.79 kg/m^2，在正常范围内（18.5～23.9 kg/m^2）。

（2）问卷调查：营养状态好。

（3）膳食调查：患者饮食摄入偏少，3 日平均热量摄入约 1700 kcal、优质蛋白类食品交换份 3～5 份，略低于推荐摄入量。

3. 运动评估分析：参考冠心病患者康复运动知-信-行量表，结合 MHD 患者的特点进行编制，了解该患者的运动康复知识、信念、行为。

（1）知识缺乏：康复运动知识得分最低分 0 分，满分 24 分，该患者得分为 13 分，偏低，尤其是有关运动处方的知识。

（2）信念缺乏：康复运动态度得分最高 25 分，最低 5 分，该患者得分为 16，偏低，与以往"生病需要多休息"的错误观念有关。

（3）行动力缺乏：康复运动行为得分最高 30 分，最低 5 分，该患者得分为 8，偏低，可能与缺乏运动设施和有效的监督有关。

四、健康指导

1. 膳食指导

（1）计算标准体重：[167（cm）－100]×0.9（kg）－2.5（kg）=57.8（kg）（患者实际体重符合标准体重）。

（2）能量摄入量：依据我国卫生行业标准，患者年龄＜60 岁，每天需要补充热量至少 35 kcal/kg，即 2023 kcal。

（3）蛋白摄入量：每天需要摄入蛋白质 1.0～1.2 g/kg，即 57.8～69.36 g，其中优质蛋白占比 50% 以上。

2. 运动指导：采取"知-信-行"理论模型指导患者进行运动康复。

（1）知识传授（知）：根据患者运动康复知识得分较低的部分，有针对性地向患者讲解 MHD 患者运动相关知识，包括运动的益处、运动处方的制定、终止运动的指征。

（2）增强信念（信）：通过正念法帮助患者改变以往"生病需要多休息"的错误观念，帮助患者充分了解运动的益处，打消患者害怕运动受伤的疑虑，增强患者主动参与运动的信念。

（3）运动训练（行）：透析间期运动不受场地限制，可以自由、多样，且几乎不需要花费任何额外费用。对于身体状况稳定的 MHD 患者，可以根据自己的习惯、爱好等随时随地进行运动。运动训练的原则：早期、渐进、维持、综合。

根据《我国成人血液透析患者康复治疗的专家共识》制定透析间期运动处方（表 3-1-4）。

表 3-1-4　MHD 患者透析间期运动处方

运动类型	运动时间	运动频率	强度
有氧运动（如八段锦、步行、骑车、游泳等）	20～60 min	起始 2 次/周，逐渐增加至 3～5 次/周	RPE 11～13 分
抗阻运动（如弹力带、哑铃等）	20～30 min	起始非连续的 2 次/周，可加至 3 次/周	涉及 8～12 个大肌群，10～15 次至精疲力竭或 60%～70% 1-RM

(续表)

运动类型	运动时间	运动频率	强度
灵活性训练（如静力性拉伸、动力性拉伸、弹震式拉伸以及本体感觉神经肌肉训练）	每个柔韧性练习的总时间为60 s	至少2~3次/周的训练，建议每天练习效果最好	拉伸达到拉紧或轻微不适感

注：RPE：主观疲劳感觉评分；1-RM：单次重复最大阻力。

本个案结合患者的运动习惯、病情、个人意愿等选择了八段锦运动，为患者提供八段锦视频，指导患者居家练习（图3-1-1）。

运动前准备：①运动前测量血压、脉搏，当血压≥180/100 mmHg或小于90/60 mmHg、体重增长大于5%、身体明显不适时避免运动；②选取宽松、柔软的衣服和鞋子，场地平坦、无障碍物，空气清新，时间适宜在饭后2 h，忌空腹；③需有家属陪护，不建议患者独自在家进行运动训练。

运动训练：运动开始时进行10 min的肢体伸展等放松运动，降低运动时的相关不良反应。八段锦步骤：①双手托天理三焦；②左右开弓似射雕；③调理脾胃须单举；④五劳七伤往后瞧；⑤摇头摆尾去心火；⑥双手攀足固肾腰；⑦攒拳怒目增气力；⑧背后七颠百病消。八段锦练习结束后进行10 min的肌肉拉伸，以增强全身血液循环、缓解肌肉紧张与僵硬。

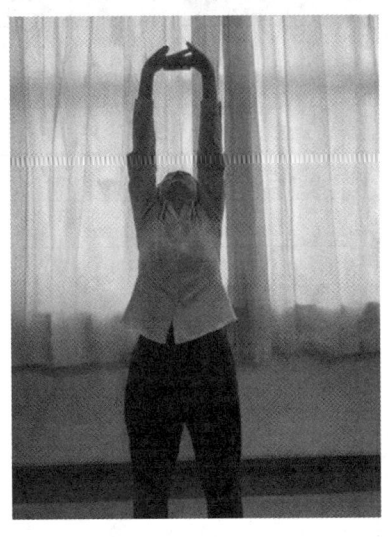

图3-1-1 八段锦练习

运动后：自我评价Borg主观劳累感觉评分，以11~13分及中等强度为宜，评分低于11分时，下次运动可以增加运动量；高于13分时可以适当降低运动量。

五、效果观察

3个月后，调查患者3日饮食记录单，3日平均热量摄入由1700 kcal增加至约2000 kcal，优质蛋白摄入量由教育前的每日3~5份增加至每日6份左右，基本符合推荐摄入量（表3-1-5）。

该患者焦虑自评量表由56.25分（轻度焦虑）降至47.5分（无焦虑），抑郁自评量表由53.75分（中度抑郁）降至43.75分（轻度抑郁），匹兹堡睡眠质量量表由15分（存在睡眠障碍）降至7分（无睡眠障碍），6 min步行试验距离由523 m（轻度心肺功能不全）增至607 m（无心力衰竭），运动知识由13分增至18分，运动态度由16分增至22分，运动行为由8分增至22分，总分由37分（不及格）增至62分（良好）。

表3-1-5 3日膳食称重记录单

第1天（透析日）		第2天（非透析日）		第3天（非透析日 周末）	
食物	食物的量（g）	食物	食物的量（g）	食物	食物的量（g）
早餐		早餐		早餐	
白菜肉馅饼	255（面90，白菜50，猪肉115）	白菜肉馅饼	255（面90，白菜50，猪肉115）	白菜肉包子	255（面90，白菜50，猪肉115）
水	45	水	45	水	45

(续表)

第1天（透析日）		第2天（非透析日）		第3天（非透析日 周末）	
食物	食物的量（g）	食物	食物的量（g）	食物	食物的量（g）
午餐		午餐		午餐	
芹菜炒肉	200（芹菜150，肉50）	白菜肉馅饼	340（面120，白菜67，猪肉153）	鱼	50
馒头	100	水	260	苦瓜炒鸡蛋	150（苦瓜100，鸡蛋50）
鱼	50			馒头	100
水	350			水	250
晚餐		晚餐		晚餐	
猪肉	50	西红柿鸡蛋	200（鸡蛋50，西红柿150）	鱼	50
萝卜炖虾	200（萝卜150，虾50）	馒头	85	土豆炖肉牛	200（土豆150，牛肉50）
水	250	水	235	馒头	100
馒头	100			水	250

以下由医师/护士计算后填写：					
第1天					
0～1 g	油脂类（10 g，90 kcal）30 g	瓜果蔬菜（200 g，50 kcal）350 g		淀粉类（50 g，180 kcal）0 g	
4 g	坚果类（20 g，90 kcal）0 g	谷薯类（50 g，180 kcal）290 g		绿叶蔬菜（250 g，50 kcal）0 g	
7 g	肉蛋类（50 g，90 kcal）315 g	豆类（35 g，90 kcal）0 g		低脂奶类（240 g，90 kcal）0 g	
第2天					
0～1 g	油脂类（10 g，90 kcal）30 g	瓜果蔬菜（200 g，50 kcal）267 g		淀粉类（50 g，180 kcal）0 g	
4 g	坚果类（20 g，90 kcal）0 g	谷薯类（50 g，180 kcal）295 g		绿叶蔬菜（250 g，50 kcal）0 g	
7 g	肉蛋类（50 g，90 kcal）318 g	豆类（35 g，90 kcal）0 g		低脂奶类（240 g，90 kcal）0 g	
第3天					
0～1 g	油脂类（10 g，90 kcal）30 g	瓜果蔬菜（200 g，50 kcal）300 g		淀粉类（50 g，180 kcal）0 g	
4 g	坚果类（20 g，90 kcal）0 g	谷薯类（50 g，180 kcal）290 g		绿叶蔬菜（250 g，50 kcal）0 g	
7 g	肉蛋类（50 g，90 kcal）315 g	豆类（35 g，90 kcal）0 g		低脂奶类（240 g，90 kcal）0 g	

注：参照"中国肾脏病食物交换份"。

六、护理体会

血液透析是终末期肾病患者主要的肾替代治疗方式。随着医疗技术的进步和医疗保险制度的不断完善，MHD患者的生存期逐渐延长，但是MHD患者身体功能下降、生理和心理功能障碍等问题日益突出，严重影响其生活质量。本案例通过向患者讲解MHD患者的运动康复相关知识及运动康复的重要性，帮助患者充分了解运动康复的益处，打消其害怕运动受伤的疑虑，增强了患者主动参与运动康复的信念。指导患者在透析间期合理运动，使得患者的心理状态、睡眠质量、心肺功能得到改善。

（范晓波　张丽丽　崔　莉）

【参考文献】

[1] 赵孟利，黄惠桥，陶品月，等．冠心病患者康复运动知信行问卷的编制及信效度检测．护理学杂志，2020，35（7）：87-88.

[2] WS/T 557—2017 慢性肾脏病患者膳食指导．

[3] 张莉，马迎春，左力．我国成人血液透析患者康复治疗的专家共识．中国血液净化，2021，20（11）：721-727.

[4] 付俊香．八段锦运动在维持性血液透析患者中的应用效果研究．青岛：青岛大学，2022.

[5] Kramer A, Pippias M, Noordzij M, et al. The European Renal Association-European Dialysis and Transplant Association（ERA-EDTA）registry annual report 2016: a summary. Clin Kidney J, 2019, 12（5）: 702-720.

[6] 马迎春．慢性肾脏病患者的功能障碍及康复策略．北京：科学出版社，2018.

第二节　一例血液透析患者透析中卧位体操的指导

【摘要】本个案通过调查一位维持性血液透析（MHD）患者的运动及饮食习惯，结合营养、人体指标的测量，分析其存在的问题，提出整改方案。该患者透析龄3年，进行血液透析联合血液灌流、血液透析滤过治疗，透析充分性达标。患者日常无规律运动，握力及握力指数低，上臂肌围下降。患者饮食结构不合理，血白蛋白较低，体质指数（BMI）及脂肪组织指数高。护士对患者的饮食进行了调查分析，指导患者合理膳食，增加优质蛋白的摄入。在透析过程中对患者进行卧位体操运动指导，使患者养成透析中规律运动的习惯，旨在提高血白蛋白水平、上肢肌肉量及肌力，降低脂肪量，改善生活质量。

【关键词】血液透析；卧位体操；合理膳食

一、病例简介

（一）现病史和既往史

患者，男性，59岁，4年前（2019年）开始出现双下肢水肿、喘憋，发现血肌酐增高至954.5 μmol/L，进入规律血液透析治疗。血液透析：3次/周；血液透析滤过：2次/月；血液灌流：2次/月。患者既往高血压6年（最高212/108 mmHg）、糖尿病病史6年。

（二）近1个月主诉及病情变化

1.主诉：间断乏力。

2.近1个月（2023年3月）透析前、后血压变化：血液透析治疗上机前波动在（140～166）/（62～94）mmHg；下机后血压波动在（120～145）/（65～85）mmHg。

3.近1个月（2023年3月）以来的超滤量：3.0～4.0 kg（图3-2-1）。

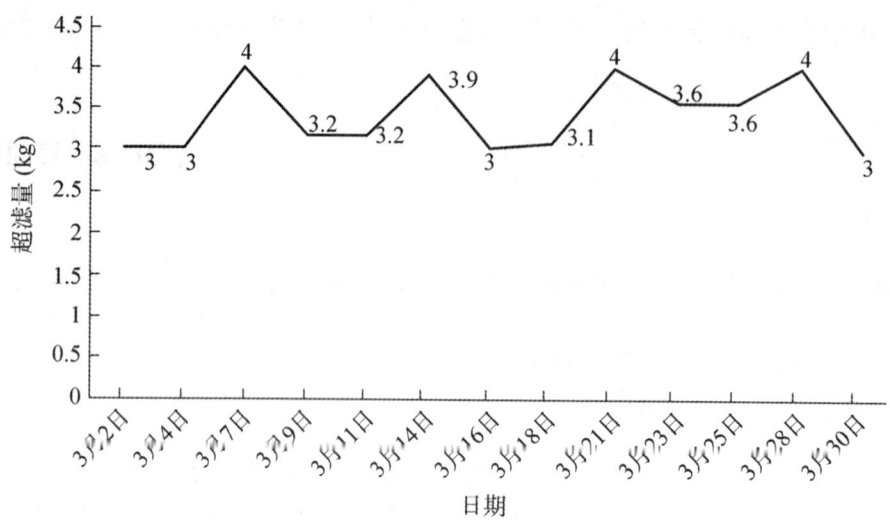

图 3-2-1　患者 2023 年 3 月的超滤量

4.二便情况：无尿；大便规律，1~2 天 1 次，黄软便。

（三）体格检查

神清语利，双肺呼吸音粗，心律齐，腹平软，双下肢无明显水肿。

血管通路物理检查　视诊：皮肤完整性良好；血管走行平直，无红肿、破损、硬结及皮疹表现。触诊：双手皮温正常，吻合口及瘘体震颤良好，穿刺区域血管弹性良好。听诊：可闻及内瘘血管杂音弥漫、连续、低调、收缩期/舒张期均存在。搏动增强试验（－）；举臂试验（－）。

（四）近 3 个月实验室检查（表 3-2-1）

表 3-2-1　2023 年 1—3 月血生化指标

日期	血红蛋白（g/L）	白蛋白（g/L）	前白蛋白（mg/L）	校正钙（mmol/L）	磷（mmol/L）	钾（mmol/L）	尿酸（μmol/L）
1 月 10 日	102↓	36.3↓	330.9	2.29	1.84↑↑	4.37	461↑
2 月 14 日	112	37.6↓	315.3	2.09↓	1.58↑	4.72	515↑
3 月 21 日	112	37.3↓	—	2.00↓	1.36	4.4	375

日期	T-CO_2（mmol/L）	CRP（mg/L）	iPTH（pg/ml）	Kt/V	URR（%）	铁蛋白（ng/ml）	转铁蛋白饱和度（%）
1 月 10 日	27	0.2	—	1.542	70.836	—	—
2 月 14 日	23.6	0.25	200.4	1.37	66.486	336.5	37.6
3 月 21 日	23.6	1.47	—	1.36	66.201	—	—

注：T-CO_2：总二氧化碳；CRP：C 反应蛋白；iPTH：全段甲状旁腺激素；Kt/V：周尿素清除指数；URR：尿素下降率。

（五）辅助检查

超声心动检查提示：左房大，主动脉瓣钙化伴反流（少量），左室舒张功能减低

（六）诊断

慢性肾病 5 期
　　维持性血液透析
　　肾性贫血
　　高磷血症
2 型糖尿病

高血压 3 级（很高危）

（七）透析治疗方案

1. 规律透析，HD：3 次 / 周；血液透析滤过：2 次 / 月；血液灌流：2 次 / 月；血流速度 260 ml/min，透析液流速 500 ml/min。透析液处方：钠 137 mmol/L、钙 1.5 mmol/L、钾 2.0 mmol/L、碳酸氢根 35 mmol/L。抗凝方案：普通肝素钠，首剂 10 mg，追加 5 mg/h。

2. 主要用药：促红细胞生成素 5000 IU/ 次，透析后静脉注射，2 次 / 周；左卡尼汀 1.0 g/ 次，透析后静脉注射，3 次 / 周。口服药见表 3-2-2。

表 3-2-2　患者口服药列表

	名称	剂量	用法
改善冠脉供血	单硝酸异山梨酯	20 mg	2 次 / 日
降血脂	阿托伐他汀	20 mg	每日睡前
磷结合剂	碳酸司维拉姆	1.6 g	3 次 / 日（进餐时）
纠正贫血	叶酸片 蔗糖铁	0.4 mg 0.1 g	1 次 / 日 1 次 / 月（静脉滴注）
降血压	硝苯地平控释片	30 mg	2 次 / 日

二、营养评估

（一）人体测量

身高 165 cm，体重 64 kg，BMI 25.2 kg/m²（超重）。上臂围 26 cm（正常），上臂肌围 21.9 cm（轻度肌蛋白消耗），肱三头肌皮褶厚度 13 mm（正常）。生物电阻抗测量（bio-electrical impedance analysis，BIA）：瘦组织质量（lean tissue mass，LTM）33.4 kg；脂肪组织质量（adipose tissue mass，ATM）30.9 kg；瘦组织指数（lean tissue index，LTI）12.3 kg/m²；脂肪组织指数（fat tissue index，FTI）11.3 kg/m²。使用生物电阻抗法测量骨骼肌质量下降的标准为男性 < 7.0 kg/m²、女性 < 5.7 kg/m²。此患者骨骼肌质量符合正常值范围。

（二）营养评分

主观综合营养评分（SGA）：营养良好（A）。

（三）膳食调查

对患者进行 24 h 膳食调查，连续回顾 3 天（表 3-2-3）。目前摄入量：优质蛋白 3～4 份；谷薯类 7～8 份；绿叶蔬菜类 0.5～1 份；瓜类蔬菜 0～1 份；水果 0 份。

表 3-2-3　患者 3 日膳食称重记录单

第 1 天（透析日）		第 2 天（非透析日）		第 3 天（透析日 周末）	
食物	食物的量（g）	食物	食物的量（g）	食物	食物的量（g）
早餐		早餐		早餐	
煎饼	163	油饼	101	面	100
豆浆	249	大米（粥）	69	大米（粥）	52
鸡蛋	52	鸡蛋	54	韭菜	50
		水	390	肉	33
				鸡蛋	51
				水	295

(续表)

第1天（透析日）		第2天（非透析日）		第3天（透析日 周末）	
食物	食物的量（g）	食物	食物的量（g）	食物	食物的量（g）
午餐		午餐		午餐	
蒸米饭	247	面	100	大饼	120
油菜	126	生菜	132	白菜	164
冬瓜	167	肉	46	海参	18
		白菜	50		
晚餐		晚餐		晚餐	
驴肉	180	馒头	103	大饼	115
豆浆	344	炒油菜	178	玉米	114
火烧	157	海参	15	炒蚕豆	242
		粥	164		
油脂：20 g 盐：3 g 酱油：10 ml		油脂：15 g 盐：5 g 酱油：10 ml		油脂：15 g 盐：5 g 酱油：10 ml	

以下由医师/护士计算后填写：

第1天

能量 1957.2 kcal	蛋白质 101.4 g	优质蛋白 58.9 g	碳水化合物 327.6 g	脂肪 19.6 g
钙 389.9 mg	磷 1497.1 mg	钾 1644.85 mg	钠 2711.8 mg	水 1235.8 ml

第2天

能量 1675.9 kcal	蛋白质 52.5 g	优质蛋白 16.4 g	碳水化合物 229.9 g	脂肪 42.1 g
钙 494.7 mg	磷 792.1 mg	钾 1307.7 mg	钠 3656.3 mg	水 1050 ml

第3天

能量 2370 kcal	蛋白质 105 g	优质蛋白 23.5 g	碳水化合物 404.2 g	脂肪 23.6 g
钙 354.6 mg	磷 1914.6 mg	钾 3823.87 mg	钠 3390.9 mg	水 784 ml

注：食谱计算采用开同食谱计算器。

三、运动前的功能评定

1. 握力：测试受试者前臂和手部肌肉力量，反映人体上肢力量。与患者同年龄段同性别人群中握力正常值范围为34~45 kg。测定值：右上肢握力20.7 kg（中度减少）、右侧握力指数32 kg（中度减少）。

2. 起立—行走计时测试（time up and go test，TUGT）：9.49 s。

评分标准：＜10 s可自由活动；＜20 s大部分可独立活动；20~29 s活动不稳定；≥30 s存在活动障碍；＞10 s提示有高跌倒风险。

3. 简易机体功能评估（SPPB）（见表1-3-5）

四、心理评估

抑郁自评量表（SDS）45分（存在抑郁症状）；焦虑自评量表（SAS）29分（正常范围）；SF-36（生活质量评价表）93分。

五、健康教育问题

（一）营养评估分析

1. 人体测量：上肢肌肉量及肌力下降、超重、脂肪组织质量过多。
2. 问卷调查：营养状况良好。
3. 饮食调查：饮食结构不佳，主食量多，优质蛋白食物量少。
4. 实验室检查：患者3个月的生化检查均提示白蛋白低。

（二）身体指数评估分析

患者握力及握力指数低，上臂肌围下降，提示上肢肌肉量及肌力下降。

六、护理问题实施

1. 计算标准体重：[165（cm）－100]×0.9（kg）=58.5（kg）。
2. 能量：推荐成人每日能量摄入见表3-2-4，根据体型和体力活动水平区分。此患者为非消瘦、非肥胖人群，轻体力活动者，推荐能量摄入量30 kcal/（kg·d）。根据患者的活动量、饮食史、合并疾病及应激状况进行调整，推荐每日能量摄入1755 kcal。

表3-2-4　成人能量供给推荐表（kcal/kg）

体型	体力活动水平			
	卧床	轻体力活动	中体力活动	重体力活动
消瘦	20~25	35	40	45~50
正常	15~20	30	35	40
肥胖	15	20~25	30	35

3. 蛋白质摄入推荐量为1.0~1.2 g/（kg·d），合58.5~69.6 g/d，其中至少50%来自优质蛋白。
4. 脂肪供能比25%~35%，其中饱和脂肪酸不超过10%，反式脂肪酸不超过1%。适当提高n-3脂肪酸和单不饱和脂肪酸摄入量。
5. 适当提高碳水化合物的摄入量，碳水化合物供能比应为55%~65%，限制精制糖摄入。
6. 计算每日所需以食物蛋白质为基础的交换份份数，其中优质蛋白（肉、蛋、大豆类）4~5份（约含蛋白质35 g）、谷薯类（5份左右，约含蛋白质20 g）、瓜类蔬菜1份250 g（0~1 g蛋白质）、叶类蔬菜1份250 g（4 g蛋白质）、水果1份（0~1 g蛋白质）、油脂类2~3份（0 g蛋白质）。
7. 平衡膳食的原则：指导患者在保证热量充足和蛋白质摄入的前提下，选择多样化、营养搭配合理的食物。
8. 饮食调整：增加优质蛋白摄入量，每日保证进食1~2个鸡蛋，或增加瘦肉50 g；患者BMI接近超重，建议减少主食摄入量1~2份；保证绿叶蔬菜及瓜类蔬菜摄入量各200~250 g，以提供膳食纤维及水溶性维生素；增加水果200 g，需根据血钾水平酌情调整；为满足能量供给充足，烹饪时植物油尽量在2勺（每勺10 ml）左右。

七、5E运动康复指导

以"5E"即鼓励（encouragement）、教育（education）、运动（exercise）、就业（employment）和评估（evaluation）为核心的康复治疗。

（一）鼓励

充分了解MHD患者现有的功能状态，给患者制定合理的运动康复计划，提供持续、必要的鼓励；帮助患者了解并接受现有功能状态，树立增强体质和肌肉力量的信心，鼓励患者最大限度地改善功能状态，提高机体功能。

（二）教育

根据 MHD 患者的认知水平、受教育程度，向患者讲授血液透析间期运动康复带来的益处；通过视频和照片的形式，让患者了解运动的形式；护理人员根据 MHD 患者功能障碍状况，为患者制订个体化的运动康复方案。

（三）运动

1.运动康复处方包括运动类型、运动强度、运动频率及运动持续时间。运动类型包括有氧运动、抗阻运动及柔韧性训练。

（1）有氧运动：有氧运动指在氧气充分供应的状况下利用大肌肉群进行的有节律、周期性的运动，如步行、骑自行车、游泳。

运动频率（F）：起始 2 次/周，以后加至 3~5 次/周。

强度（I）：低至中等强度。

主观疲劳感觉评分（rating of perceived exertion, RPE）（6~20 分）是指用患者主观自我感觉评分来评价的运动强度（表3-2-5）。MHD 患者有氧运动强度建议 RPE 在 11~13 分，即运动中感觉到有点累，但又可以轻松地与人交谈，没有精疲力竭的状态。

表 3-2-5　主观疲劳感觉评分

RPE（分）	主观运动感觉	对应参考心率（次/分）
6	安静，不费力	静息心率
7	极其轻松	70
8		
9	很轻松	90
10	轻松	
11		110
12	有点吃力	110
13		130
14		
15	吃力	150
16	非常吃力	
17		170
18		
19	极其吃力	195
20	精疲力竭	最大心率

时间（T）：20~60 min，肥胖的患者运动时间建议在 60 min 以上。

（2）抗阻运动：拮抗自身或外界阻力时进行的运动。

频率（F）：起始每周非连续的 2 天，可加至 3 次/周。

强度（I）：20%~30% 的单次重复最大阻力（1 repetition maximum, 1-RM），每组重复 10~15 次，每次训练包括 3~5 组，涉及 8~10 个肌群。老年人以 10%~20% 1-RM 起始，每组重复 10~15 次。

1-RM：即完成一个抗阻运动的动作所能承受的最大负荷。

MHD 患者要注意运动时呼吸方法：用力时呼气，放松时吸气。

时间（T）：每组抗阻运动间隙可以休息 2～3 min。

建议采取递增式抗阻运动方式，每 2～4 周调整一次运动处方：①对抗自身重力：1 组起始 10 次，逐渐增至 10～15 次；②增加组数：起始 2 组，目标 3～5 组；③增加重量：哑铃、沙袋、弹力带；④可以轻松完成（10～15 次）×3 组时，增幅 1～2 磅。

（3）柔韧性训练：通过柔和的肌肉拉伸和慢动作练习来增加患者肌肉的柔韧性及关节活动范围。

频率（F）：5～7 次/周；强度（I）：柔韧性训练时保持肌肉拉紧或轻微紧张感；时间（T）：每次 10～30 s，建议将时间延长至 30～60 s；重复 2～4 次。

2. 运动终止的指征：胸、臂、颈或下颌等部位持续烧灼痛、酸痛、缩窄感或充实感；明显气喘，导致交谈困难，明显头晕、黑矇、周身无力；心律不齐或过快；严重头痛；持续的肌肉痉挛、关节疼痛等其他明显不适。

3. MHD 患者的运动时机包括透析中和透析间期。

（1）透析中：有氧运动、抗阻运动和柔韧性训练，透析开始的前 1～2 h 内进行；运动前询问有无喘憋、胸闷、胸痛、严重关节痛、水肿等运动禁忌证；运动前后测量患者的血压、心率；必要时运动前后监测血糖（表 3-2-6）。

表 3-2-6　患者透析中卧位体操运动记录单

姓名		日期		运动次数	第　　次
运动前 BP	／　　mmHg		运动前 HR		次/分
患者不适主诉					
内瘘穿刺针/导管固定状况			热身运动		
上肢	设定负荷		kg		
	导管对侧	第 1 组	第 2 组	第 3 组	
	实际负荷	kg	kg	kg	运动侧手
	腕关节	次	次	次	LB
	肘关节	次	次	次	
	肩关节	次	次	次	
下肢	设定负荷	左	kg		
	设定负荷	右	kg		
		第 1 组	第 2 组	第 3 组	
	实际负荷	kg	kg	kg	
	左下肢	次	次	次	
	实际负荷	kg	kg	kg	
	右下肢	次	次	次	
放松运动			Borg 评分		
不良反应					
运动后 BP	／　　mmHg		运动后 HR		次/分
内瘘穿刺针/导管固定状况					
签名	医生：		操作者：		

注：BP：血压；HR：心率。

（2）透析间期：患者自身可以根据自己的喜好进行多种模式的运动康复，包括骑自行车、跳广场舞、爬山、打太极拳以及八段锦，老年 MHD 患者可以进行居家的运动训练（图 3-2-2）。

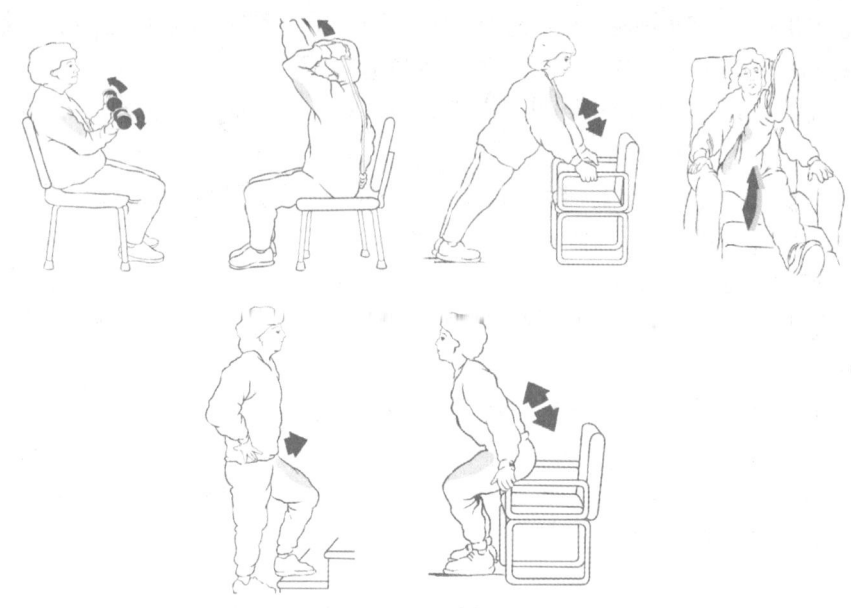

图 3-2-2　患者透析间期的运动

4. 针对该 MHD 患者的特点，中老年人，一般状态可，平时未进行规律的运动训练，透析间期多为久坐状态，目前存在肌肉力量下降、体脂肪量偏高等问题，制定运动方案为透析中卧位体操（包括有氧运动、抗阻运动及柔韧性训练），每周 3 次，每次 20～40 min。

5. 透析治疗过程中卧位体操的实施

【第一部分：热身运动】

动作 1：抓握运动（图 3-2-3）

动作要点：注意要伸直五指，缓慢握拳、缓慢松开。

动作 2：上肢肘关节屈曲、伸展运动（图 3-2-4）

动作要点：①活动部位为非动静脉内瘘侧或非插管侧上肢；②肘关节缓慢屈曲、缓慢伸直。

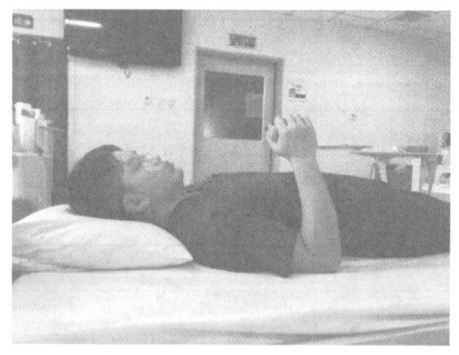

图 3-2-3　抓握运动

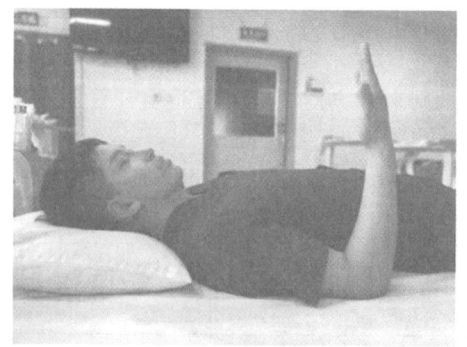

图 3-2-4　上肢肘关节屈曲、伸展运动

动作 3：上肢抬起、落下运动（图 3-2-5）

动作要点：①活动部位为非动静脉内瘘侧或非插管侧上肢；②注意保持手臂伸直，手心朝上，

缓慢抬起、缓慢落下。

动作4：膝关节屈曲、伸展运动（图3-2-6）

动作要点：①股静脉插管患者请勿做此项运动；②左右两侧膝关节交替活动，缓慢屈曲、缓慢伸直。

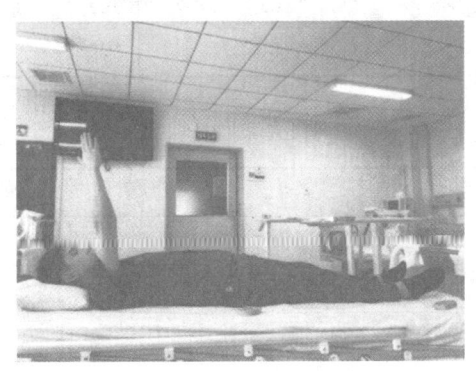

图3-2-5　上肢抬起、落下运动

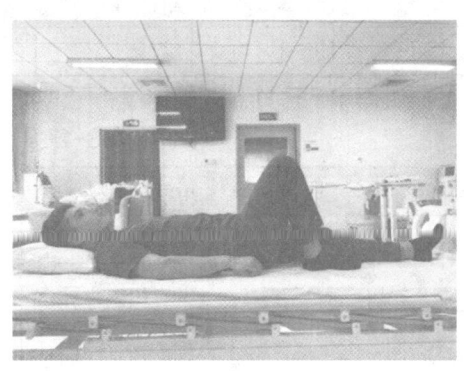

图3-2-6　膝关节屈曲、伸展运动

动作5：双下肢抬起、落下运动（图3-2-7）

动作要点：①股静脉插管患者请勿做此项运动；②左右两腿交替，缓慢抬起、缓慢落下。

【第二部分：运动】

第一节：上肢肌力训练（每个动作重复15次，动作要点参考热身运动）

动作1：抓握运动

动作2：上肢肘关节屈曲、伸展运动

动作3：上肢抬起、落下运动。上肢沙袋负荷从1.5 kg开始。每1~2周增加沙袋重量

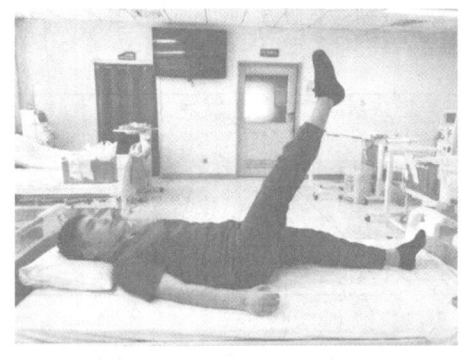

图3-2-7　双下肢抬起、落下运动

第二节：下肢肌力训练（双下肢抬起、落下运动）

双下肢交替进行。下肢沙袋负荷从1.5 kg开始。每1~2周增加沙袋重量

【第三部分：放松】

同热身运动。

（四）就业

患者退休，目前未就业，但可在家庭中承担日常家务，通过在透析中进行康复运动，改善机体活动能力，让患者更多参与家庭社会活动，提高生活质量。

（五）评估

MHD患者进行运动康复前，护理人员对MHD患者进行身体功能和饮食状态的评估。鼓励患者调整饮食结构，运动过程中，定期对患者进行运动强度、频率、效果评估，每个月对饮食结构和饮食量进行评估。在评估的过程中，及时发现MHD的主要问题，并针对性对制定个体化的康复运动方案；积极鼓励MHD患者坚持透析中进行卧位体操运动康复，增强患者在疾病治疗中的主动性和自信心，提高治疗的依从性。

八、健康教育效果

患者进行规律的卧位体操，2个月后复查各项实验室及人体测量指标（表3-2-7，表3-2-8），评估其运动效果，及时调整运动方案。

表 3-2-7 患者饮食指导后实验室结果对比

日期	血红蛋白（g/L）	白蛋白（g/L）	钙（mmol/L）	磷（mmol/L）	钾（mmol/L）	尿酸（μmol/L）
4月18日	131 ↑	40.1	2.22	2.23 ↑↑	4.37	481 ↑
5月16日	133 ↑	40.0	2.23	1.82 ↑	4.49	587 ↑↑
6月19日	126 ↑	40.2	2.11	1.71 ↑	5.23	496 ↑

表 3-2-8 运动前后身体测量评估对比

测量内容	运动前测量值	运动后测量值	标准值
身高（cm）	165	165	
干体重（kg）	64	64.4	58.5
BMI（kg/m²）	25.2	24.1	18.5~23.9
上臂围（cm）	26	25	27.5
肱三头肌皮褶厚度（mm）	13	7	男 15.3（＞90%标准值为正常；80%~90%为轻度营养不良；60%~80%为中度营养不良；＜60%为重度营养不良）
上臂肌围（cm）	21.9	22.8	男 25.3（＞标准值的90%为营养正常；80%~90%为轻度肌蛋白消耗；60%~80%为中度肌蛋白消耗；＜60%为重度肌蛋白消耗）
握力（kg）	20.7	24.03	34~45
握力指数（kg）	32	37	＞50
LTM（kg）	33.4	44.1	
ATM（kg）	30.9	19.6	
LTI（kg/m²）	12.3	16.2	
FTI（kg/m²）	11.3	7.2	
SPPB（分）	11	12	
TUGT（s）	9.49	8.88	

注：BMI：体质指数；LTM：瘦组织质量；ATM：脂肪组织质量；LTI：瘦组织指数；FTI：脂肪组织指数；SPPB：简易机体功能评估；TUGT：起立—行走计时测试。

九、护理体会

本案例中，血液透析护理人员对 MHD 患者的饮食状况及身体指标进行评估，结果提示，患者存在血白蛋白低、握力及握力指数低、上臂肌围下降、上肢肌肉量下降。主要原因为患者饮食结构不合理，主食进食过多，优质蛋白进食少，食物类型少。肌肉力量差的原因为：患者为老年 MHD 患者，日常无规律运动的习惯。根据以上分析，护理人员为患者制定新的饮食食谱，减少了主食量的摄入，增加了优质蛋白的摄入，增加了食物种类。同时，为了增加患者的依从性，选择在透析治疗过程中，护理人员一对一地为患者进行透析中卧位体操运动康复指导，每周运动次数由 2 次增加至 3 次，上下肢负荷量逐渐增加，患者依从性好，积极配合运动。患者运动 2 个月后，对患者进行了营养及运动效果的评估，评估结果显示：患者营养状况明显改善，血白蛋白增加；肱三头肌皮褶厚度明显下降，握力及肌肉含量增加，脂肪组织质量减少，体力和精神状态明显好转，参与了更多的家务劳动和社会活动，生活质量明显提高。

（于海艳）

【参考文献】

[1] Blackburn G L, Thornton P A. Nutritional assessment of the hospitalized patients. Med Clin North Am, 1979 (63): 1103-15.

[2] Grant J P. Current technique of nutritional assessment. Surg Clin North Am, 1981, 61 (3): 437-463.

[3] Leong D P, Teo K K, Rangarajan S, et al. Reference ranges of handgrip strength from 125, 462 healthy adults in 21 countries: a prospective urban rural epidemiologic (PURE) study. J Cachexia Sarcopenia Muscle, 2016, 7 (5): 535-546.

[4] 马迎春. 慢性肾脏病患者的功能障碍及康复策略. 北京：科学出版社，2018.

第三节 一例老年维持性血液透析合并肌少症患者运动处方指导

【摘要】本个案通过调查一位合并肌少症的老年维持性血液透析（MHD）患者的饮食及生活习惯，结合实验室检查指标，分析其存在的问题，提出改善方案。该患者透析龄3年，间断进行血液透析联合血液灌流治疗，透析充分性达标。患者的主要问题为合并肌少症。责任护士就肌少症的诊断、饮食管理及运动康复进行指导，以实现改善患者肌少症的目的。

【关键词】MHD患者；肌少症；运动训练；饮食指导

一、病例简介

（一）现病史

患者为65岁女性，系统性红斑狼疮病史10年，血肌酐升高4年，维持性血液透析3年。10余年前因发热（体温38~39℃）及脸部肿胀就诊于外院，诊断为"系统性红斑狼疮"，服用环磷酰胺、激素2月余，自行减停药物，此后未规律监测。4年前查血肌酐146 μmol/L，血红蛋白（HGB）82 g/L，尿相差红细胞镜检示红细胞（RBC）畸形率80%，24 h尿蛋白定量（UTP）1.414 g/700 ml，3年前于外院行肾穿刺，诊断为狼疮性肾炎（Ⅳ型），予激素及环磷酰胺、血浆置换治疗，肾功能仍逐渐进展至慢性肾病5期，激素治疗逐渐减停，2021年3月开始规律行血液透析治疗至今。

既往史：5年前曾于外院行右肾结石取石术。有输血史，否认食物、药物过敏史。

目前血管通路：左前臂自体动静脉内瘘；建立时间：2020年12月30日；启用时间：2021年3月2日。

血液透析方案：血液透析每周3次，每次3 h 45 min，血液灌流2次/月。

（二）近1个月主诉及病情变化

1. 主诉：近期间断乏力。

2. 近1个月（2023年3月）透析前、后血压变化：血液透析治疗上机前波动在（103~150）/（58~87）mmHg；下机后波动在（93~122）/（47~94）mmHg。

3. 近1个月（2023年3月）以来的超滤量（图3-3-1）

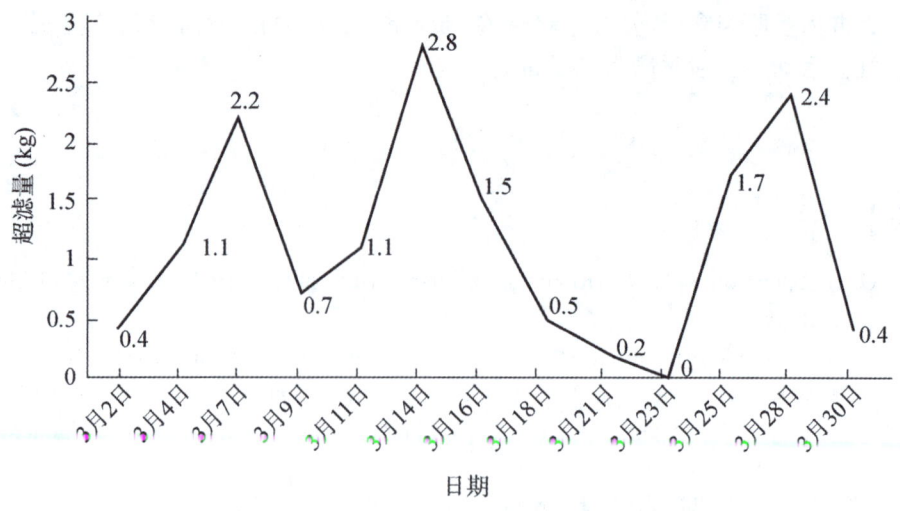

图 3-3-1　2023 年 3 月超滤量

4. 睡眠状态：夜间如厕次数多，睡眠间断，平均夜间睡眠时长 7～8 h。

5. 二便情况：大便不成形，次数较多，2～3 次 / 日。

（三）体格检查

T 36.6℃，P 80 次 / 分，R 20 次 / 分，BP 107/72 mmHg，体重 37.3 kg，神清语利，心肺查体未见阳性体征，腹部无压痛、反跳痛，肠鸣音 3 次 / 分，双下肢无水肿。

血管通路物理检查　视诊：皮肤完整性良好；血管走行平直，无红肿、破损、硬结及皮疹表现。触诊：双手皮温正常，吻合口及瘘体震颤良好，穿刺区域血管弹性良好。听诊：可闻及内瘘血管杂音弥漫、连续、低调、收缩期 / 舒张期均存在。搏动增强试验（－）；举臂试验（－）。

（四）近 3 个月实验室检查（表 3-3-1）

表 3-3-1　2023 年 1—3 月实验室检查

日期	血红蛋白（g/L）	白蛋白（g/L）	甘油三酯（mmol/L）	胆固醇（mmol/L）	高密度脂蛋白胆固醇（mmol/L）	低密度脂蛋白胆固醇（mmol/L）	校正钙（mmol/L）	磷（mmol/L）	钾（mmol/L）
1 月 10 日	105 ↓	33.5 ↓	—	—	—	—	2.41 ↑	1.14	4.81
2 月 14 日	121 ↑	41.2	—	—	—	—	2.37	1.22	4.96
3 月 21 日	114	36.6 ↓	0.81	4.59	2.84 ↑	1.43	2.45 ↑	1.07	3.97

日期	尿酸（μmol/L）	T-CO$_2$（mmol/L）	CRP（mg/L）	iPTH（pg/ml）	Kt/V	URR（%）	铁蛋白（ng/ml）	转铁蛋白饱和度（%）
1 月 10 日	504 ↑	22.6	0.04	116.4	1.85	76.68	—	—
2 月 14 日	489 ↑	22	0.03	—	2.12	82.45	454.7	27.51
3 月 21 日	477 ↑	20.3 ↓	0.03	—	1.98	82.95	—	—

注：T-CO$_2$：总二氧化碳；CRP：C 反应蛋白；iPTH：全段甲状旁腺激素；Kt/V：周尿素清除指数；URR：尿素下降率。

（五）辅助检查（2023 年 3 月 21 日）

1. B 型脑钠肽（BNP）：101pg/ ml。

2. 心电图：大致正常。

3. 胸部 CT：右肺上叶微结节，双肺轻度局限性气肿，双肺少许条索影，双侧胸膜增厚。

4. 超声心动：射血分数（EF）54%，二尖瓣反流（少量），三尖瓣反流（少量）。

5.腹部超声：胆囊结石。

（六）诊断

系统性红斑狼疮
  狼疮性肾炎
    弥漫增生性狼疮肾炎（Ⅳ型）
慢性肾病5期
  维持性血液透析
  代谢性酸中毒
  肾性贫血
  肾性高血压
  矿物质骨代谢紊乱
  营养不良　肌少症
  左前臂动静脉内瘘成形术后
双肾结石
  右肾结石取石术后
慢性腹泻

二、营养状况评估

（一）人体测量（表3-3-2）

表3-3-2　人体测量指标

测量内容	测量值	标准值
身高（cm）	161	
体重（kg）	37.3	52.4（标准体重）
体质指数（BMI）（kg/m²）	14.4↓	18.5～23.9
上臂围（cm）	20.5	
肱三头肌皮褶厚度（mm）	7↓↓	15.3
上臂肌围（cm）	18.3↓↓	23.2
握力（kg）	17.2↓	20～27
握力指数	45.9↓	＞50

（二）营养评分

营养不良炎症评分（malnutrition inflammation score，MIS）：14分，中度营养不良（表3-3-3）。

（三）生物电阻抗测量（bioelectrlcal impedance analysls，BIA）

瘦组织质量（lean tissue mass，LTM）13.8 kg；骨骼肌质量指数5.32 kg/m²。

（四）生理功能评分

1.起立—行走计时测试（timed up and go test，TUGT）评分：是躯体综合能力评估工具，主要用于日常生活能力、运动能力、预测跌倒风险等综合能力的评估，该患者测量结果为8.83 s。

2.简易机体功能评估（SPPB）：包括3项内容，即平衡测试（串联站立测试）（图3-3-2）、步态速度测试（2.44 m行走测试）、坐立测试（5次坐立测试）（见表1-3-5）。

表 3-3-3 营养不良炎症评分（MIS）

利用 MIS 表，计算 10 个部分的总分。
MIS 的评分标准为：＜8 分，轻度营养不良；9～18 分，中度营养不良；＞18 分，重度营养不良。MIS 正常值为 0 分，最高 30 分。

营养不良炎症评分（MIS）				
	0	1	2	3
1. 患者的相关病史				
（1）干体重在过去的 3～6 个月总的变化	干体重没有减少或体重丢失＜0.5 kg	体重丢失≥0.5 kg，但＜1 kg	体重丢失≥1 kg，但＜5% 体重	体重丢失≥5% 体重
（2）膳食摄入	食欲很好，膳食模式没有改变	固体食物摄入欠佳	饮食中度减少，完全流质饮食	低能量流质饮食，甚至饥饿
（3）胃肠道症状能力	没有症状，食欲良好	轻微的症状，偶有恶心或呕吐	有时呕吐，中度的胃肠道症状	频繁腹泻、呕吐或严重的厌食症
（4）营养相关功能损害	正常，功能能力良好	偶尔步行困难，经常感到疲惫	独立活动（如去厕所）困难	卧床或坐轮椅，或几乎没有身体活能力
（5）并发疾病和透析年限	透析时间＜1 年，无其他疾病	透析时间 1～4 年，轻度并发症（不包括 MCC）	透析时间＞4 年，患其他中度疾病（包括 1 种 MCC）	任何严重疾病或患多种慢性病（2 种及以上 MCC）
2. 身体测量（根据 SGA 的资料）				
（6）脂肪存量减少或皮下脂肪减少				
眼球部下方、三头肌、二头肌、胸部	正常（没有变化）	轻度	中度	重度
（7）肌肉消耗迹象				
太阳穴、锁骨、肩胛骨、肋骨、股四头肌、膝关节、骨间肌	正常（没有变化）	轻度	中度	重度
（8）体质指数				
BMI（kg/m²）	＞20	19～19.99	16～18.99	BMI＜16
3. 实验室数据				
（9）血清白蛋白（g/dl）	≥4.0	3.5～3.9	3.0～3.4	＜3.0
（10）血清 TIBC 或血清 TRF 或 TRF（mg/dl）	TIBC＞250 或 TRF＞200	TIBC 200～249 或 TRF 170～199	TIBC 150～199 或 TRF 150～169	TIBC＜150 或 TRF＜150

注：MCC，多种慢性病（multiple chronic conditions），包括充血性心力衰竭Ⅲ级或Ⅳ级、晚期获得性免疫缺陷综合征、严重的冠心病、中度至重度的慢性阻塞性肺疾病、严重的神经系统后遗症、转移性肿瘤或近期化疗等；TIBC，总铁结合力（total iron binding capacity）；TRF，转铁蛋白（transferrin）。

该患者评估得分：8 分。属于生理功能中等，亚洲肌少症共识指出 SPPB 总分≤9 分被认为躯体功能下降。

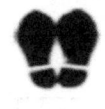 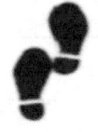 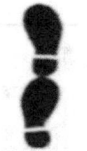

并脚站立	后脚姆趾紧贴前脚脚后跟内侧站立	双脚前后串联站立
<10 s (0分)	<10 s (0分)	10 s (+2分)
10 s (+1分)	10 s (+1分)	3~9.99 s (+1分)
		<3 s (0分)

图 3-3-2　平衡测试 3 种不同姿势站立时脚的位置

（五）膳食调查

对患者进行连续 3 天的 24 h 回顾调查是最简单常用的膳食调查方法，在实际工作中一般连续回顾 3 天。本案例中的患者详细记录 3 天内膳食，用以研究日常摄入量和患者饮食习惯与慢性疾病的关系（表 3-3-4）。

表 3-3-4　患者 3 日膳食称重记录单

第1天（非透析日）		第2天（透析日）		第3天（周末）	
食物类别	食物的量（g）	食物类别	食物的量（g）	食物类别	食物的量（g）
早餐		早餐		早餐	
芝麻烧饼	50	肉卷	50	面包	28
莴笋	30	鸡蛋	50	乳清蛋白粉	20
鸡蛋	50	拌贡菜	30	肘花火腿	50
午餐		午餐		午餐	
米饭	50	米饭	100	米饭	100
烧冬瓜	120	红烧鱼	80	烧鱼	35
糖拌西红柿	100	鸡翅	40	金针菇	10
驴肉	50	扁豆	90	鸡蛋	40
芒果	50	豆腐	100	肉	40
花生米	10			山药	30
				扁豆	40
				豆腐	40
晚餐		晚餐		晚餐	
猪肉	50	米粉	20	小米粥	200
大葱	50	炒肉片	20	贡菜	60
面	50	山药	30	红枣	40
糖拌西红柿	80	青椒	30	糖醋萝卜	50
莴笋	70	胡萝卜	30		
油脂：20 g　盐：3 g　酱油：10 ml		油脂：25 g　盐：4 g　酱油：15 ml		油脂：30 g　盐：5 g　酱油：15 ml	

（续表）

以下由医师/护士计算后填写：			
第1天			
0~1 g	油脂类（10 g，90 kcal）30 g	瓜果蔬菜（200 g，50 kcal）250 g	淀粉类（50 g，180 kcal）
4 g	坚果类（20 g，90 kcal）10 g	谷薯类（50 g，180 kcal）150 g	绿叶蔬菜（250 g，50 kcal）50 g
7 g	肉蛋类（50 g，90 kcal）150 g	豆类（35 g，90 kcal）	低脂奶类（240 g，90 kcal）
第2天			
0~1 g	油脂类（10 g，90 kcal）20 g	瓜果蔬菜（200 g，50 kcal）210 g	淀粉类（50 g，180 kcal）
4 g	坚果类（20 g，90 kcal）	谷薯类（50 g，180 kcal）150 g	绿叶蔬菜（250 g，50 kcal）
7 g	肉蛋类（50 g，90 kcal）210 g	豆类（35 g，90 kcal）100 g	低脂奶类（240 g，90 kcal）
第3天			
0~1 g	油脂类（10 g，90 kcal）20 g	瓜果蔬菜（200 g，50 kcal）170 g	淀粉类（50 g，180 kcal）
4 g	坚果类（20 g，90 kcal）40 g	谷薯类（50 g，180 kcal）148 g	绿叶蔬菜（250 g，50 kcal）60 g
7 g	肉蛋类（50 g，90 kcal）185 g	豆类（35 g，90 kcal）40 g	低脂奶类（240 g，90 kcal）

注：参照"中国肾脏病食物交换份"。

依据中国肾脏病食品交换份（详见《透析患者膳食案例分析与健康指导》第一章），估算此MHD患者3日平均每日摄入谷薯类约3份、水果类0份、蔬菜类1份、肉蛋类3~4份、油脂类2~3份。

（六）心理、生活质量、合并症指数评估

1. 焦虑自评量表（SAS）：32.5分（正常）。

2. 抑郁自评量表（SDS）：30分（正常）。

3. 生活质量评价量表（short form 36 questionnaire，SF-36）：反映了个人期望与实际的生活状况之间的差距，差距越大，生活质量就越差。该患者测量评分：45分（生活质量较差）。

4. 年龄校正Charlson合并症指数（age-adjusted Charlson comorbidity index，aCCI）：是一种应用较广泛的合并症评分体系，它基于患者所患疾病数目及严重程度，对合并症进行量化，可用于预测疾病的死亡风险。该患者测量结果为6分（死亡风险极高）。

评估小结：通过以上评估，患者存在以下问题，亟待改善。

1. 营养评估分析：患者存在热量及优质蛋白摄入不足。患者体型瘦小，BMI为14.4 kg/m²（消瘦）；肱三头肌皮褶厚度为7 mm，低于标准值的60%；上臂肌围下降，握力低于正常值，BIA提示骨骼肌肌肉量下降。

2. 肌少症：BIA骨骼肌质量指数为5.32 kg/m²，低于正常；握力值为17.2 kg，低于正常范围；步速为0.5 m/s；5次坐起时间为14.45 s，SPPB总分为9分。患者符合亚洲肌少症工作组肌少症的诊断标准（表3-3-5，表3-3-6）。

表3-3-5　诊断肌少症相关测量值

指标	测量值
肌肉量	骨骼肌质量指数（kg/m²）：5.32
肌肉力量	握力（kg）：17.2
躯体功能	步速（m/s）：0.5 5次坐起（s）：14.45 SPPB（分）：9

表 3-3-6 目前肌少症的诊断参数及临界值

指标	EWGSOP 2010	EWGSOP2 2018	IWGS 2011
肌肉量	DXA：ASM/身高²（kg/m²）：男性＜7.26，女性＜5.5	DXA：ASM/身高²（kg/m²）：男性＜7.0，女性＜6.0	DXA：ASM/身高²（kg/m²）：男性≤7.23，女性≤5.67
	BIA：SM/身高（kg/m²）：男性＜8.87，女性＜6.42		
肌肉力量	握力（kg）：男性＜30，女性＜20	握力（kg）：男性≤27，女性＜16	—
躯体功能	步速（m/s）：≤0.8	步速（m/s）：≤0.8	步速（m/s）：＜1.0
	SPPB（分）≤8	SPPB（分）≤8	

指标	AWGS 2014	AWGS2 2019	FNIH 2014
肌肉量	DXA：ASM/身高²（kg/m²）：男性7.0，女性≤5.4	DXA：ASM/身高²（kg/m²）：男性7.0，女性≤5.4	BIA：ASM/BMI（kg/kg/m²）：男性＜0.789，女性＜0.512
	BIA：ASM/身高²（kg/m²）：男性≤7.0，女性≤5.7	BIA：ASM/身高²（kg/m²）：男性≤7.0，女性≤5.7	ASM（kg）：男性＜19.75，女性＜15.02
肌肉力量	握力（kg）：男性＜26，女性＜18	握力（kg）：男性＜28，女性＜18	握力（kg）：男性＜26，女性＜16
躯体功能	步速（m/s）：≤0.8	步速（m/s）：＜1.0	步速（m/s）：≤0.8
	SPPB（分）：＜9	5次坐起（s）：≥12	
		SPPB（分）：≤9	

注：—表示无相关数值；EWGSOP：欧洲老年人肌少症工作组；IWGS：国际肌少症工作组；AWGS：亚洲肌少症工作组；FNIH：美国国立卫生研究院基金会；DXA：双能X线吸收骨密度仪；BIA：生物电阻抗分析；ASM：四肢骨骼肌质量；SM：全身骨骼肌总量；BMI：体质指数；SPPB：简易身体状况量表。

3. 心理、生活质量及远期预后评估：患者无焦虑、抑郁等心理障碍，生活质量评价量表（SF-36）评分为45分，提示患者生活质量较差。aCCI结果为6分，提示患者10年生存率约为2%，预测疾病的死亡风险极高。

三、诊断

综合患者以上评估指标，患者符合以下两个诊断。

1. 肌少症：2019年，亚洲肌少症工作组共识2（Asian Working Group on Sarcopenia 2，AWGS2）将肌肉力量下降作为肌少症的关键标准，若同时存在肌肉力量下降和肌肉含量减少，即可诊断为肌少症。①使用生物电阻抗法测量骨骼肌质量下降（decreased skeletal muscle mass，DSMM），男性＜7.0 kg/m²、女性＜5.7 kg/m²即可诊断为低骨骼肌质量指数；②骨骼肌力量下降：男性握力＜28 kg，女性握力＜18 kg，由于MHD患者的特殊性，对于使用内瘘透析的患者，一般采用非内瘘侧（置管患者选择利手）进行测量；③身体活动功能下降：简易机体功能评估法、起立-行走计时测试和步速＜1.0 m/s。满足诊断标准①②和（或）③者即可诊断为肌少症。

2. 蛋白质-能量消耗：该患者符合2008年国际肾脏病与代谢学会提出的蛋白质-能量消耗（protein-energy wasting，PEW）的诊断标准（详见《透析患者膳食案例分析与健康指导》第一章）（表3-3-7）。

表 3-3-7　诊断蛋白质消耗-能量相关测量值

项目	测量值
生化指标	白蛋白 36.6 g/L
肌肉量减少	上臂肌围 18.3 cm ↓↓（78.8%）
体重变化	BMI 14.4 kg/m^2
饮食不足	DEI < 25 kcal/（kg·d）至少 2 个月

四、5E 康复指导

采取以"5E"为核心的康复治疗。

（一）鼓励

基于目前患者面临的功能障碍，以及患病所经历不同阶段带来的心理负面影响，与患者进行有效的激励访谈，促进患者对目前的生活及疾病做出正确应对及改变，逐步增加对自身疾病治疗的信心，遵从医护的指导，积极参与疾病的自我管理，提高治疗的依从性。

（二）教育

针对此合并肌少症的 MHD 患者，制订多方位的综合治疗方案，除了常规血液透析和药物治疗外，还给予相应的饮食指导。

1. 根据慢性肾病患者膳食指南，制定营养处方、能量和营养素推荐摄入量。

（1）计算标准体重：[161（cm）－100]×0.9（kg）－2.5（kg）=52.4（kg）。

（2）能量摄入：患者年龄 > 60 岁，消瘦，轻体力活动者，需维持在 30~35 kcal/（kg·d），根据患者的活动量、饮食史、合并疾病及应激状况进行调整，推荐每日能量摄入。

（3）蛋白质摄入推荐量为 1.0~1.2 g/（kg·d），合每月 45~62 g，该患者腹泻症状明显，推荐优质蛋白摄入量占到 60%。

（4）脂肪供能比为 25%~35%，其中饱和脂肪酸不超过 10%，反式脂肪酸不超过 1%。可适当提高 n-3 脂肪酸和单不饱和脂肪酸摄入量。

（5）在合理摄入总能量的基础上适当提高碳水化合物的摄入量，碳水化合物供能比应为 55%~65%，限制精制糖摄入。

（6）计算每日所需以食物蛋白质为基础的交换份份数，其中，肉、蛋、大豆类 4~5 份（约含蛋白质 35 g），谷薯类（即主食类）3~5 份（约含蛋白质 20 g），瓜类蔬菜 1 份 250 g（0~1 g 蛋白质），叶类蔬菜 1 份 250 g（4 g 蛋白质），水果 1 份（0~1 g 蛋白质），油脂类 2~3 份（0 g 蛋白质），可以淀粉类补足剩余热量。

（7）平衡膳食的原则：指导患者在保证热量充足的前提下，保证优质蛋白的摄入，选择多样化、营养合理的食物。

2. 饮食调整：针对患者目前饮食给予调配。

（1）增加优质蛋白摄入 1~2 份，由于患者慢性腹泻，且乳糖不耐受，指导患者每日增加 1 个鸡蛋、50 g 瘦肉或 35 g 大豆类食物。

（2）谷薯类主食 2 份，尽量选取小麦淀粉（或其他淀粉）作为主食，如马铃薯、藕、山药、南瓜、粉条等，可选择午餐、晚餐时各增加 50 g。

（3）瓜类蔬菜减至 1 份（200 g），增加绿叶蔬菜 1 份（250 g）。

（4）每日补充 1 份水果（200 g），增加蔬菜、水果期间定期监测血钾水平，随时调整。

（5）可于烹饪时适量增加植物油或淀粉类，补充能量。

（三）运动

运动处方应包括运动类型、运动强度、运动频率及运动持续时间。MHD 患者包括透析中和透析间期运动，运动类型包括有氧/抗阻/柔韧性训练。

针对此位 MHD 患者的特点，中老年女性，一般状态可，腰肌劳损，腰椎陈旧性骨折，步行距离较远时易出现腰痛，平时未进行规律的运动训练，目前合并肌少症及 PEW。运动方案选择为透析中卧位体操及透析间期联合运动。运动目标：改善营养状态、肌肉量、肌力及生理功能，提高生活质量。

1. 透析中运动

（1）运动类型：卧位体操，涵盖有氧、抗阻及柔韧性训练。

（2）运动频率：每周 3 次。

（3）运动强度：此患者平时无运动习惯，从低强度开始运动，上下肢不负重，每组 15 次，从 1 组开始，可重复 2～3 组；1～2 周增加抗阻运动负荷量。

MHD 患者运动强度的评估以主观疲劳感觉评分（RPE）为准。MHD 患者建议 RPE 评分（总分 6～20 分）在 11～13 分。在 RPE 评分＜11 分时，适当增加阻力负荷或加大运动量，增加沙袋的重量、运动的次数和组数；当评分＞13 分时，适当减轻负荷或减少运动量。

（4）运动时间：每周 3 次，每次 20～60 min。

（5）运动时机：透析治疗前第 1～2 h 内进行运动。

（6）卧位体操分为 3 个阶段：热身运动、正式运动和放松活动。

热身运动：选择关节伸展、屈曲等，RPE＜10 分，时长 5～10 min，以防止运动损伤。进行除了穿刺侧手臂之外各主要关节，包括腕关节、肩关节、肘关节、左右膝关节、髋关节的活动；然后放松，深呼吸 5 次。

正式运动：上肢肌力训练及下肢肌力训练（每个动作重复 15 次）包括手部抓握运动、上肢肘关节屈曲伸展运动、上肢抬起落下运动、下肢抬起落下运动（双下肢交替进行）。部分患者肌力较弱，从不负重开始，1～2 周开始加用沙袋，并逐渐增加负荷量。RPE 以 11～13 分为宜。建议运动时间 20～60 min。

放松活动：与热身运动类似，在正式运动结束后进行 5～10 min 的放松活动，避免运动后肌肉酸痛。

2. 透析间期居家运动

（1）居家运动类型：有氧、抗阻运动和柔韧性训练。先进行 10 min 热身活动，使四肢关节、韧带、肌肉逐渐适应，然后开始正式运动。正式运动一般需持续 30 min，每周 3 次，根据该患者目前的身体状况，有氧运动选择游泳、慢跑、慢走、健身操等，如果选择慢走，由开始时的 500 步/天逐步增加运动量并详细记录。抗阻运动选择使用弹力带进行坐立位上下肢抬起、落下训练，RPE 以 11～13 分为宜。最后进行 5～10 min 的放松运动。

（2）注意事项：居家运动时应选取宽松、柔软的衣服、鞋帽，场地宜平坦、无障碍物，环境安静、空气清新，时间宜在上午 9—10 时、下午 4—5 时。运动前应先测血压、脉搏，以了解是否可以进行运动。运动期间为了保证安全，需家属陪同看护，防止跌伤导致的骨折等并发症，指导患者根据自身的身体状况采用"少量多餐"的方式，逐渐增加运动强度，并告知其间可穿插休息，缓解疲劳感，以运动时稍出汗作为合适运动量的标志，减少运动相关的不良反应。

（四）就业

该患者现处于退休阶段，通过充分透析、合理的饮食调整及运动训练的干预，已实现一定程度的身心康复，继续鼓励患者积极参与家务劳动和社会活动，降低对家庭和社会的依赖，增强自信心，以期达到自我实现及自我肯定的目的。

（五）评估

评估贯穿于整个康复护理计划中，根据患者状况进行酌情调整。该患者实施营养干预和运动康复2个月后复查各项指标，评估运动康复的效果，及时调整运动方案。

1. 人体测量（表3-3-8）

表3-3-8 运动前后人体测量数值对比

测量内容	运动前测量值	运动后测量值	标准值
身高（cm）	161	161	
体重（kg）	37.3	37.8	52.4
BMI（kg/m²）	14.4	14.6	18.5~23.9
上臂围（cm）	20.5	22	
肱三头肌皮褶厚度（mm）	7（45.8%）	8（52.3%）	15.3
上臂肌围（cm）	18.3（78.8%）	19.5（84%）	23.2
握力（kg）	17.2	18.5	20~27
握力指数	45.9	48.9	＞50

注：肱三头肌皮褶厚度＞标准值的90%为正常，80%~90%为轻度营养不良，60%~80%为中度营养不良，＜60%为重度营养不良；上臂围＞标准值的90%为营养正常，80%~90%为轻度肌蛋白消耗，60%~80%为中度肌蛋白消耗，＜60%为重度肌蛋白消耗。

2. 人体成分测量、生理功能评估（表3-3-9）

表3-3-9 运动前后人体成分、生理功能测量数值对比

	测量内容	运动前测量值	运动后测量值	结果分析
BIA	LTM（kg）	13.8	15.6	
	骨骼肌质量指数（kg/m²）	5.32	6.0	
TUGT（s）		8.83	8.36	可自由活动
SPPB	平行站立（s） 半串联站立（s） 全串联站立（s）	＞10 ＞10 5	＞10 ＞10 4	运动前：生理功能中等 运动后：生理功能好 躯体功能上升，生理功能良好
	8英尺（2.44 m）步速（s）	4.73	4.06	
	5次坐起（s）	14.45	13.65	
	总分	9	10	

注：TUGT结果测定：＜10 s可自由活动，＜20 s大部分可独立活动，20~29 s活动不稳定，≥30 s存在活动障碍，＞10 s提示有高跌倒风险；SPPB结果测定：0~6分生理功能差，7~9分生理功能中等，10~12分生理功能好。

3. 量表评估

SF-36评分：运动前45分（生活质量较差）；运动后65分（生活质量较好）。

五、护理体会

该病例为老年MHD患者，通过多方面综合评估后，发现患者符合肌少症及PEW的诊断标

准。根据以上分析，医护人员为患者制定了综合康复治疗方案（饮食指导＋运动处方），运动处方包括透析中及透析间期运动，指导患者按照运动频率、强度、类型、时间原则进行运动康复，并在运动实施过程中根据患者的反馈及时调整运动方案；饮食方面指导患者增加优质蛋白及热量的摄入，均衡膳食结构。经过2个月的综合营养及康复干预，患者的肌肉含量升高，脂肪含量下降，生理功能、日常活动能力显著改善，未发生运动相关的不良反应，因此推荐MHD患者定期进行血液透析过程中以及透析间期的运动康复训练。

（孙　超）

【参考文献】

[1] 中华医学会肝病学分会，中华医学会消化病学分会．终末期肝病临床营养指南．中华肝脏病杂志，2019，27（5）：330-342.
[2] Grant J P. Surg Clin North Am, 1981, 61（3）：437.
[3] Leong D P, Teo K K, Rangarajan S, et al. Reference ranges of handgrip strength from 125,462 healthy adults in 21 countries: a prospective urban rural epidemiologic (PURE) study. J Cachexia Sarcopenia Muscle, 2016, 7（5）：535-546.
[4] 马迎春．慢性肾脏病患者的功能障碍及康复策略．北京：科学出版社，164-189.
[5] 李佳蔚，周子一，于普林，等．肌少症诊断标准及其相关参数的研究进展．中华老年医学杂志，2022，41（7）：867-871.

第四节　一例血液透析患者预防跌倒发生的营养和运动训练计划

【摘要】本个案通过调查一位原发病为糖尿病肾病的维持性血液透析（MHD）患者的饮食及生活习惯，结合实验室检查指标，分析其透析间期发生跌倒的问题，提出防跌倒策略。该患者透析龄6年，进行血液透析联合血液灌流、血液透析滤过治疗，透析充分性达标。患者的主要问题为下肢肌肉萎缩，肌力下降。发现该患者及家属对血液透析患者的运动康复知识缺乏。护士针对透析患者进行运动康复指导，使肌力逐渐恢复，避免跌倒事件的再次发生。

【关键词】血液透析；跌倒；运动训练

一、病例简介

（一）现病史

患者为76岁男性，2005年确诊为2型糖尿病，未规律治疗，2017年出现恶心、少尿、乏力，血肌酐升至600 μmol/L，于2017年4月10日步行入院并行首次血液透析治疗。既往有糖尿病病史18年，长期口服二甲双胍缓释片，注射胰岛素等药物，血糖控制不佳，平素血糖波动在10～15 mmol/L。否认药物及呼吸道过敏史。

应用主观综合营养评分（SGA）评估表，发现近期体重减少5%以下，饮食量减少，能下床走动，轻度肌肉消耗，踝部轻度水肿，肱三头肌皮褶厚度轻度减少（7 mm），属于中度营养不良。跌倒评分（Morse）：大于45分，跌倒评估为高危。3个月前在家中卫生间发生一次跌倒事件。

患者于2017年7月25日行左侧腕部自体动静脉内瘘成形术，启用血液透析时间为2017年11月19日。

(二)近1个月主诉及病情变化

1. 主诉：双下肢无力。
2. 近1个月（2023年3月）超滤量：2500~3500 ml。
3. 睡眠状态：入睡欠佳。
4. 二便情况：大便每日1次，正常黄软便；无尿。
5. 近3个月实验室检查（表3-4-1）

表3-4-1　2023年1—3月实验室检查

日期	血红蛋白（g/L）	白蛋白（g/L）	甘油三酯（mmol/L）	胆固醇（mmol/L）	高密度脂蛋白胆固醇（mmol/L）	低密度脂蛋白胆固醇（mmol/L）	校正钙（mmol/L）	磷（mmol/L）
1月	90↓	37.7↓	—	—	—	—	2.05↓	1.1
2月	98↓	39.5↓	—	—	—	—	2.11	1.2
3月	95↓	39.1↓	—	—	—	—	2.22	1.3

日期	钾（mmol/L）	尿酸（μmol/L）	T-CO_2（mmol/L）	CRP（mg/L）	iPTH（pg/ml）	Kt/V	URR（%）	铁蛋白（ng/ml）	转铁蛋白饱和度（%）
1月	4.9	—	—	—	175	1.2	—	176↓	—
2月	5.0	—	—	—	165	1.3	—	180↓	—
3月	5.2	—	—	—	199	1.2	—	198↓	—

注：T-CO_2：总二氧化碳；CRP：C反应蛋白；iPTH：全段甲状旁腺激素；Kt/V：周尿素清除指数；URR：尿素下降率。

(三)跌倒评分80分(高跌倒风险)(表3-4-2)

表3-4-2　患者跌倒评分量表

评价项目	评分状况					
曾跌倒	无=0	有=25 ✓				
有两个或两个以上诊断	无=0	有=15 ✓				
行走需要辅助物	无=0	卧床/轮椅/平车=0	丁型拐杖=15 ✓	手杖=15	学步车=15	扶家具行走=30
留有静脉导管	无=0	有=20 ✓				
步态	正常=0	卧床=0	轮椅=0	乏力=10 ✓	严重虚弱=20	
精神状态	了解自己的能力=0	忘记自己的限制=15	意识障碍=15	躁动不安=15	沟通障碍=15	睡眠障碍=15 ✓

(四)诊断

慢性肾病5期
　　维持性血液透析
　　肾性贫血

2型糖尿病

糖尿病肾病5期

睡眠障碍

（五）透析治疗方案

规律透析：血液透析1次/周，血液透析滤过1次/周，血液灌流1次/周；抗凝方案：低分子量肝素钙4000 IU/次；静脉药物：蔗糖铁100 mg/2周；促红细胞生成素：1万U/次，1次/周。

二、营养评估

（一）人体测量

身高175 cm；体重80 kg；BMI 26 kg/m²（超重）；上臂围25 cm（正常）；肱三头肌皮褶厚度10 mm（正常）；上臂肌围22 cm（肌肉量轻度减少）。肌力测试：4级（表3-4-3）。

表3-4-3 肌力测试

级别	活动程度
0级	患者的肢体出现全瘫，无法进行活动，同时也不存在肌肉收缩
1级	患者活动时可以看到肌肉收缩，但没有关节能够引起活动
2级	关节可以活动，但患者只能进行挪动，无法抵抗地心引力
3级	能够抵抗地心引力，但无法抵抗外力
4级	既能抵抗住地心引力，也能抵抗一定的外力，但无法抵抗太大的外力
5级	正常肌力

（二）膳食调查

根据当日化验，对患者进行24 h膳食回顾调查（表3-4-4），同时进行了7日食物频率调查，用以研究1周内日常饮食摄入量（表3-4-5）。

1. 24 h膳食回顾调查：依据中国肾病食品交换份，估算摄入谷薯类7~8份、水果类0份、蔬菜类1~2份、肉蛋类3~4份、油脂类1份。

表3-4-4 患者24 h膳食回顾调查

餐次	食品名称	原料重量（g）	酒、水、饮料（ml）	进餐地点
早餐	豆浆	500	500	餐馆
	烧饼	200		
中餐	米饭	200		
	番茄炒蛋	番茄350＋鸡蛋80	500	家中
晚餐	牛肉面	煮面条500 牛肉100	1000	餐馆

2. 食物频率调查：主食以米饭面食为主，肉类偏少，优质蛋白摄入不足，水分控制尚可（表3-4-5）。

表 3-4-5　食物频率调查

食物种类	食用次数（次/周）				
	0	1	2~3	4~6	7 及以上
谷薯类			米饭	烧饼	
杂豆类	√				
蔬菜类		番茄	黄瓜	白菜	
菌藻类	√				
水果类			√苹果		
蛋类			√1~2个鸡蛋白		
水产品	√				
畜禽肉		√牛肉			
动物肝	√				
血制品	√				
大豆制品					每日豆浆 500 ml
坚果	√				
奶及奶制品				√	
油炸、烧烤食品	√				
零食	√				
饮料	√				

三、健康教育问题

1. 缺乏跌倒相关知识：患者及照护者缺乏跌倒的危害、跌倒的预防措施、透析患者如何通过运动训练增加下肢肌力，从而减少跌倒风险的知识。

2. 缺乏营养相关知识：缺乏透析患者所需营养相关饮食的知识。

四、健康教育措施

（一）心理护理

透析过程中关心体贴患者，日常与患者加强沟通交流，认真做好健康宣教工作，尤其告知患者跌倒危险因素，根据患者功能状态定期做好跌倒风险的评估，及时采取有效预防措施，避免再次跌倒。与患者建立相互信任的医患关系，通过健康教育知识宣教减轻患者焦虑和抑郁状态。

（二）能量和营养素推荐摄入量

1. 计算标准体重：[175（cm）－80]×0.9=85.5（kg）。

2. 能量摄入：患者年龄≥60岁，根据患者日常中等活动量、饮食史、合并疾病及应激状况，推荐每日能量摄入 1800~2200 kcal。

3. 蛋白质摄入推荐量为 1.0~1.2 g/(kg·d)，合 86~103 g/d，其中至少 50% 来自优质蛋白。

4. 计算每日所需以食物蛋白质为基础的交换份份数，其中，谷、薯类（即主食等）6份（约含蛋白质 24 g），瓜类蔬菜 250 g（0~1 g 蛋白质），叶类蔬菜 250 g（4 g 蛋白质），水果 1 份（0~1 g 蛋白质），肉、蛋、奶、大豆类 6~8 份（42~56 g 蛋白质），油脂类 2~3 份（0 g 蛋白质），不足的热量可用油脂类或麦淀粉类补充。

5. 平衡膳食的原则：指导患者在保证热量充足的前提下，增加蛋白质的摄入，选择多样化、营养合理的食物。糖尿病肾病患者出现贫血时可补充含铁量高的食物，红肉中的血红素铁吸收率较高，而蔬菜中的铁为非血红素铁，吸收率较低；柑橘、绿叶蔬菜等富含维生素C的食物可以促进非血红素铁的吸收。

五、预防跌倒护理措施

跌倒是评价医院护理质量的重要指标。MHD患者作为一类特殊人群，受治疗方式和疾病的影响，跌倒较普通住院患者更为常见。跌倒会造成严重的不良后果，包括骨折、硬膜下血肿、关节脱臼甚至死亡，严重影响透析患者的生活质量，增加了沉重的家庭和社会经济负担。研究发现，家中地面和马路是透析患者院外跌倒高发场所，老年患者容易在卫生间跌倒，卫生间跌倒以洗澡滑倒和直立性低血压为主要原因，马路跌倒以意外绊倒或骑车摔倒为主，透析回家途中出现下肢无力为次。跌倒场所差异可能与人群特征有关，通常老年透析患者往返医院透析均有家属陪同，跌倒风险较低，但当其独自如厕或沐浴时可能暴露出安全隐患。透析患者低血压是透析治疗的主要发症之一，且多发生在血液透析的中后期，与患者透析中超滤较多有关，与心脑血管不良事件的发生密切相关，频繁发生低血压可能导致患者死亡风险大大增加。对患者及家属进行防跌倒健康教育非常重要，使患者及家属了解关于跌倒预防的相关知识，明确引起跌倒的风险因素，强化跌倒是可以预防的观点。针对跌倒危险因素（包括疾病、并发症、药物、居家环境等）进行指导干预，改善患者的不良行为习惯，进而减少跌倒的发生率。责任护士为患者及家属进行跌倒相关知识健康宣教的内容如下。

1.通过发放或播放预防跌倒健康教育资料，使其能正确复述跌倒的危险因素及相应的预防措施，认识到预防跌倒的重要性，主动采取措施避免院外跌倒事件的发生。

2.在透析期间向患者及家属仔细介绍血液透析中心环境及透析中可能遇到的并发症和跌倒可能导致的伤害；详细说明防跌倒的辅助设施，如床档、病床制动装置及轮椅的安全使用方法。

（1）保证血液透析室环境整洁，透析治疗区域、床旁及通道无障碍物，照明良好；保持地面清洁干燥，避免湿滑；患者衣裤长短合适，穿防滑鞋；在患者卫生间设置扶手等辅助设施；将患者透析中需要的物品放置在患者伸手可及之处，并保证呼叫系统畅通。

（2）责任护士或护理员协助患者上下床；透析期间协助其更换卧位、床上排便等，避免翻身或移动身体时失去重心而造成坠床，同时要注意遮蔽和保护隐私；责任护士认真观察患者透析时的不良反应，随时评估，及时通报医生，进行针对性治疗。

（3）透析结束后先让患者静卧，测量血压，待患者生命体征平稳、感觉舒适无异常后，再缓慢起床。离床时护士指导患者先缓慢坐起，再缓慢下床，尤其嘱咐动作要缓慢，依照卧位、坐位、站位、行走四个顺序依次逐渐进行体位改变，每一动作后可暂停片刻，防止出现直立性低血压而致眩晕和步态不稳。

（4）在透析间期患者家中，护士对血透患者及家属进行有针对性的环境设施布局指导，如室内家具集中摆放，通道无障碍物，使活动空间最大化；室内照明充足，患者经常使用的物品放在随手可及的地方；床位高度合适并且设置护栏；走廊、浴室内有扶手或扶持物，备坐便椅；衣裤长短合适，穿防滑鞋等。夜晚不能让患者独住一室，避免发生跌倒和坠床。

六、制订个体化运动处方

研究证明，长期、规律的运动康复训练有助于提高血液透析患者的肢体灵活性、平衡能力和肌肉力量，同时提高心肺耐力，改善睡眠状况，有助于减少跌倒的风险。

1.透析间期

（1）运动时机：在早晨与傍晚饭后2 h，尽可能选取光线好、地面平坦、空气新鲜的地方。

（2）运动模式：进行有规律的有氧运动训练，比如打太极拳、散步或利用楼梯蹬踏台阶等。

（3）运动时间：从每次5 min逐渐延长至15 min，目标运动时间30～60 min。

（4）运动频次：规律运动训练不低于3~5次/周，建议每天1次。

（5）运动强度：低至中等运动强度。

适当增加平衡性训练，在家中或公园平地处，一只脚着地，另一只脚站立，双上肢平举，坚持10 s左右，再换另一只脚。单脚站立时间从10 s逐渐延长至15 s。运动时衣着宽松、舒适、透气，最好有家属陪伴。不仅能运动身体，增加肌肉力量及平衡性，也能增加人际交流，提高社会参与度，使心情更加愉悦。

2. 透析治疗期：血液透析治疗过程开始第1~2 h，可在透析床上实施模拟蹬自行车、抬腿、四肢伸展等运动，开始时每次运动时间约10 min，逐步增加到每次15 min（表3-4-6）。

表3-4-6　患者运动变化

时间	透析间期运动方式	透析间期运动时间	透析间期运动强度	透析期运动方式	透析期运动时间	透析期运动强度
第1个月	散步/单脚站立	10 min/10 s	200 m，心率80次/分	空中蹬自行车	5 min	主观疲劳感觉评分11~13分
第2个月	散步/单脚站立	20 min/15 s	500 m，心率90次/分	空中蹬自行车	10 min	主观疲劳感觉评分11~13分
第3个月	散步/单脚站立	30 min/20 s	1000 m，心率90次/分	空中蹬自行车	15 min	主观疲劳感觉评分11~13分

七、干预后效果评价

（一）干预后膳食回顾

1. 3日膳食回顾调查（表3-4-7）

表3-4-7　3日膳食称重记录单

第1天（透析日）		第2天（非透析日）		第3天（周末）	
食物	食物的量（g）	食物	食物的量（g）	食物	食物的量（g）
早餐		早餐		早餐	
花卷	80	鸡蛋白	120	鸡蛋白	60
酱牛肉	100	花卷	80	烧饼	100
牛奶	250	牛奶	250	酱牛肉	100
鸡蛋白	60	苹果	100	牛奶	250
午餐		午餐		午餐	
饺子	25个	烙饼	200	发面饼	200
猪肉	150	西瓜	100	苹果	100
面粉	250	炖鱼	200	肉片黄瓜	200
梨	200			橘子	100
晚餐		晚餐		晚餐	
馒头	160	肉夹馍	200	肉炒饼	250
肉炒菜花	200	拍黄瓜	100	炒芹菜	200
油脂：10 g　盐：5 g　酱油：15 ml		油脂 10 g　盐：5 g　酱油：20 ml		油脂：10 g　盐：5 g　酱油：15 ml	

（续表）

以下由医师/护士计算后填写：				
第1天				
能量 2000 kcal	蛋白质 100 g	优质蛋白 70 g	碳水化合物 200 g	脂肪 50 g
钙 420 mg	磷 1000 mg	钾 2000 mg	钠 2750 mg	水 800 ml
第2天				
能量 1800 kcal	蛋白质 96 g	优质蛋白 64 g	碳水化合物 140 g	脂肪 45 g
钙 480 mg	磷 1100 mg	钾 1700 mg	钠 3000 mg	水 600 ml
第3天				
能量 1850 kcal	蛋白质 90 g	优质蛋白 60 g	碳水化合物 200 g	脂肪 40 g
钙 460 mg	磷 1000 mg	钾 2000 mg	钠 2700 mg	水 800 ml

注：食谱计算采用开同食谱计算器。

2. 食物频率调查（表3-4-8）：经调查发现，患者主食以饼、馒头为主，每日盐限量控制在 4 g/d，增加了肉、蛋、奶等优质蛋白摄入比例，3日平均优质蛋白摄入量在 65 g/d，但同时发现3日磷的摄入略超出推荐摄入量（800~1000 mg），也是导致血磷升高的原因，应进一步指导健康饮食原则。

表3-4-8 食物频率调查

食物种类	食用次数（次/周）				
	0	1	2~3	4~6	7及以上
谷薯类					√
杂豆类	√				
蔬菜类			√		
菌藻类	√				
水果类			√苹果		
蛋类				√1~2个鸡蛋白	
水产品			√		
畜禽肉				√牛肉	
动物肝	√				
血制品	√				
大豆制品	√				
坚果	√				
奶及奶制品				√	
油炸、烧烤食品	√				
零食	√				
饮料	√				

（二）干预后 3 个月内实验室检查（表 3-4-9）

表 3-4-9　2023 年 4—6 月实验室检查

日期	血红蛋白（g/L）	白蛋白（g/L）	甘油三酯（mmol/L）	胆固醇（mmol/L）	高密度脂蛋白胆固醇（mmol/L）	低密度脂蛋白胆固醇（mmol/L）	校正钙（mmol/L）	磷（mmol/L）	钾（mmol/L）
4月	100	38↓	—	—	—	—	2.44↑	1.4	4.2
5月	105	39↓	—	—	—	—	2.12	1.2	5.1
6月	110	39.5↓	—	—	—	—	2.01↓	1.5↑	4.8

日期	尿酸（μmol/L）	T-CO₂（mmol/L）	CRP（mg/L）	iPTH（pg/ml）	Kt/V	URR（%）	铁蛋白（ng/ml）	转铁蛋白饱和度（%）
4月	—	—	—	170	1.3	—	210	—
5月	—	—	—	185	1.2	—	211	—
6月	—	—	—	195	1.3	—	235	—

注：T-CO$_2$：总二氧化碳；CRP：C反应蛋白；iPTH：全段甲状旁腺激素；Kt/V：周尿素清除指数；URR：尿素下降率。

（三）干预后跌倒评分 40 分（低跌倒风险）（表 3-4-10）

表 3-4-10　干预后跌倒评分

评价项目	评分					
曾跌倒	无=0	有=25√				
有两个或两个以上诊断	无=0	有=15√				
行走需要辅助物	无=0√	卧床/轮椅/平车=0	丁型拐杖=15	手杖=15	学步车=15	扶家具行走=30
留有静脉导管	无=0√	有=20				
步态	正常=0√	卧床=0	轮椅=0	乏力=10	严重虚弱=20	
精神状态	了解自己的能力=0√	忘记自己的限制=15	意识障碍=15	躁动不安=15	沟通障碍=15	睡眠障碍=15

（四）干预后肌力测试 4 级

见表 3-4-3。

八、护理体会

本案例中，护理人员主要把握了提高患者防跌倒知识的了解和血液透析患者运动康复两个关键点，指导患者提高肌力，避免跌倒。分析患者跌倒的主要原因为下肢肌力减退。根据以上分析，通过透析间期以及透析中的运动康复训练和饮食指导，增加优质蛋白摄入，纠正贫血，使肌力增加，降低了跌倒风险。通过护理人员和患者的共同努力，患者认真规律运动，规律饮食、增加营养，保持规律透析，从而对生活及治疗充满了信心。

（周建浩　孟利　曹立云）

【参考文献】

[1] 中国医师协会肾脏内科医师分会，中国中西医结合学会肾脏疾病专业委员会营养治疗指南专家协作组.中国慢性肾脏病营养治疗临床实践指南（2021版）.中华医学杂志，2021，101（8）：539-559.

[2] 郭秀敏.3个护理质量敏感指标及其管理研究进展中国护理管理，2014，14（9）：1001-1003.

[3] 魏丽君，黄惠根，钟查，等.住院病人跌倒造成损伤的相关因素分析护理研究，2016，30（4）：406-410.

[4] 吕桂兰，张鸿婵，孔凌，等.老年与中青年MHD患者跌倒发生率及影响因素比较.中国护理管理，2020，20（9）：1312-1317.

[5] 陶艳玲，陈娟慧，管玉梅，等.社区居家老年人跌倒的危险因素及预防对策.中国护理管理，2017，17（7）：910-914.

第五节　一例肥胖血液透析患者的膳食分析及运动指导

【摘要】 本个案通过调查一例原发病为IgA肾病的维持性血液透析患者的饮食及运动习惯，结合实验室检查及营养、运动心肺功能评估，分析其存在的问题，提出改善方案。该患者透析龄5年，透析充分性达标。基线期体质指数（BMI）为30.04 kg/m^2，存在肥胖，因拟行肾移植手术，患者自主应用司美格鲁肽（皮下注射每周1 mg）减重，但因患者长期缺乏规律运动，且未控制饮食。护士通过调查分析患者的饮食记录和运动状态，指导患者减重期间合理控制饮食，鼓励其进行血液透析间期的运动康复，使患者进一步提高对正确减重的认识，积极配合坚持规律运动康复，对肥胖症有一定程度的改善。

【关键词】 肥胖；运动训练；合理膳食

一、病例简介

（一）现病史

患者为41岁女性，2016年无明显诱因出现尿中泡沫增多，无尿色、尿量异常，无尿频、尿急、尿痛及腰痛。门诊尿常规：蛋白2+，潜血2+，24 h尿蛋白定量7.15 g/L。行肾穿刺病理显示为局灶增生性IgA肾病，予缬沙坦80 mg口服Bid降压。于2018年10月3日血肌酐升至718 μmol/L，步行收入院，并行首次血液透析治疗。

患者的血管通路史：2018年8月31日行左侧自体动静脉内瘘成形术，启用时间为2018年10月3日。

（二）近1个月主诉及病情变化

1. 主诉：无明显不适。

2. 近1个月（2023年3月）透析前、后血压变化：血液透析治疗上机前波动在（179～136）/（110～87）mmHg；下机后波动在（162～138）/（102～80）mmHg。

3. 2023年3月的超滤量（图3-5-1）

4. 睡眠状态：通常入睡时间在23:00左右，睡眠质量较好，平均夜间睡眠时长7～8 h。

5. 二便情况：小便800～1000 ml/d，色淡黄。大便规律，1次/天，正常形态。

（三）体格检查

体温36.3℃，脉搏95次/分，呼吸18次/分，血压141/94 mmHg，身高157 cm，体重75 kg。神清语利，心、肺、腹查体未见明显异常，颜面部及双下肢无水肿。

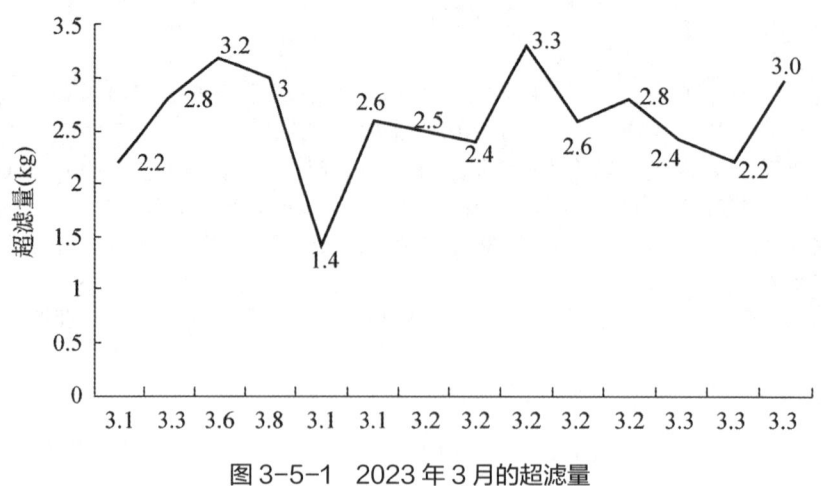

图 3-5-1　2023 年 3 月的超滤量

血管通路物理检查　视诊：皮肤完整性良好；吻合口上方 5 cm 处动脉瘤形成，直径 1.5 cm，血管走行平直，无红肿、破损、硬结及皮疹表现。触诊：双手皮温正常，吻合口及瘘体震颤良好，穿刺区域血管弹性良好。听诊：可闻及内瘘血管杂音弥漫、连续、低调、收缩期/舒张期均存在。搏动增强试验（−）；举臂试验（−）。

（四）2023 年 1—3 月实验室检查（表 3-5-1）

表 3-5-1　患者 2023 年 1—3 月血生化指标

日期	血红蛋白（g/L）	白蛋白（g/L）	甘油三酯（mmol/L）	胆固醇（mmol/L）	高密度脂蛋白胆固醇（mmol/L）	低密度脂蛋白胆固醇（mmol/L）	钙（mmol/L）	磷（mmol/L）
1 月 10 日	110	42.2	2.85 ↑	4.08	0.84 ↓	2.48	2.16	2.06 ↑
2 月 15 日	125 ↑	45.3	3.75 ↑	3.67	0.87 ↓	1.96	2.24	1.2
3 月 13 日	113	46.1	2.36 ↑	3.77	0.94 ↓	2.00	2.30	2.25 ↑

日期	钾（mmol/L）	尿酸（μmol/L）	T-CO$_2$（mmol/L）	CRP（mg/L）	iPTH（pg/ml）	Kt/V	URR（%）	铁蛋白（ng/ml）	转铁蛋白饱和度（%）
1 月 10 日	4.58	466 ↑	24.1	—	480.2	—	—	444.3 ↑	—
2 月 15 日	3.84	342	25.5	—	305.1	—	—	—	—
3 月 13 日	4.23	330	22.4	4.8	—	1.32	68.5	207 ↑	12.3 ↓

注：T-CO$_2$：总二氧化碳；CRP：C 反应蛋白；iPTH：全段甲状旁腺激素；Kt/V：周尿素清除指数；URR：尿素下降率。

（五）辅助检查

1. 超声心动检查：左心房扩大、二尖瓣少量反流、主动脉瓣少量反流、左室舒张功能减退、射血分数 72.1%、左室舒张末期内径 4.5 cm、左室收缩末期内径 2.6 cm。

2. 双能 X 线骨密度：T 值：髋部：−1.3；腰椎：1.1。

3. 应用 Inbody（270）生物电阻抗检测人体成分：肌肉脂肪分析：超体重肥胖型；肥胖评估：BMI 28.8 kg/m^2（超重），体脂百分比 35.4%（肥胖）；内脏脂肪等级：12（超标准）。

（六）诊断

慢性肾病 5 期

　　IgA 肾病

　　维持性血液透析

　　肾性贫血

肾性高血压
高磷血症
高尿酸血症
高脂血症
肥胖症

（七）透析治疗方案

规律透析：HD：2 次 / 周；HDF：1 次 / 周。血流速度：250 ml/min，透析液流速 500 ml/min。透析液处方：钠 138 mmol/L、钙 1.5 mmol/L、钾 2.0 mmol/L、碳酸氢根 36 mmol/L。抗凝方案：低分子量肝素钠 4000 IU/ 次，透析前静脉注射。静脉药物：促红细胞生成素 4000 IU/ 次，透析后给药，3 次 / 周。皮下药物：司美格鲁肽 1 mg/w，皮下注射。口服药物见表 3-5-2。

表 3-5-2　患者口服药物列表

药物作用	名称	剂量	用法
控制血压	沙库巴曲缬沙坦钠片	100 mg	1 次 / 隔日
活性维生素 D	骨化三醇	0.5 μg	3 次 / 周，透析日睡前
磷结合剂	碳酸镧咀嚼片	1000 mg	3 次 / 日（进餐时）
纠正贫血	叶酸片	0.4 mg	1 次 / 日
	蔗糖铁	0.1 g	1 次 / 月（静脉滴注）
纠正高尿酸	非布司他	10 mg	1 次 / 隔日

二、营养评估

1. 人体测量：上臂围 35 cm（正常），肱三头肌皮褶厚度 30 mm（肥胖），上臂肌围 25.58 cm（正常），右侧优势手握力 36.6 kg（同年龄段女性优势侧握力中位数 24～32 kg；非优势侧握力中位数 22～30 kg；平均值 23～32 kg），腰臀比 0.99（腹部肥胖）（评估日期：2023 年 1 月 9 日）。

2. 主观综合营养评分（SGA）：营养好（A）。

3. 膳食调查：根据当日实验室检查，对患者进行 3 日膳食称重法（2023 年 1 月 27—29 日）调查（表 3-5-3）。

表 3-5-3　3 日膳食称重记录单

第 1 天（透析日）		第 2 天（非透析日）		第 3 天（周末）	
食物	食物的量（g）	食物	食物的量（g）	食物	食物的量（g）
早餐		早餐		早餐	
温水	100	温水	150	温水	150
午餐		午餐		午餐	
米饭	91	草莓	200	榛子仁	7
拌土豆丝	170	米饭	100	酸奶	150
熟土豆丝	112	猪肉	150	虾皮	10
山茶油	4	平菇	350	油菜	200
		榛子仁	10	米饭	90
		柠檬水	100	草莓	91

(续表)

第1天（透析日）		第2天（非透析日）		第3天（周末）	
食物	食物的量（g）	食物	食物的量（g）	食物	食物的量（g）
晚餐		晚餐		晚餐	
肉夹馍		豆沙包	85	碧根果仁	10
肥瘦猪肉	106	火鸡肉	90	草莓	80
馍	150	水	150	芒果	90
酸奶	150			肉饼（猪肉）	50
水	50			肉饼（饼）	50
				水	150
油脂：10 g　盐：5 g　酱油：10 ml		油脂：20 g　盐：5 g　酱油：10 ml		油脂：15 g　盐：5 g　酱油：10 ml	

以下由医师/护士计算后填写：

第1天					
能量 1394.24 kcal	蛋白质 39.21 g	优质蛋白 17.74 g	碳水化合物 180.92 g	脂肪 58.4 g	
钙 224.39 mg	磷 690.16 mg	钾 1674.56 mg	钠 3038.98 mg	水 667.07 ml	
第2天					
能量 1356.2 kcal	蛋白质 57.04 g	优质蛋白 37.8 g	碳水化合物 105.19 g	脂肪 84.02 g	
钙 134.5 mg	磷 1225.9 mg	钾 2414.85 mg	钠 2896.06 mg	水 1160.64 ml	
第3天					
能量 924.23 kcal	蛋白质 29.55 g	优质蛋白 10.35 g	碳水化合物 96.21 g	脂肪 50.11 g	
钙 614.33 mg	磷 611.23 mg	钾 1375.48 mg	钠 3346.5 mg	水 967.6 ml	

注：食谱计算采用开同食谱计算器。

三、运动功能评估

1. 运动负荷试验：心肺运动试验方案见表3-5-4，BRUCE 3级。

表3-5-4　心肺运动试验

评估日期：2023年3月28日

检查结束原因	胸痛（症状限制），气喘，下肢疲劳，血压明显上升/下降，心律失常，其他		
ST-T 改变	无	BORG 分级	有点吃力
安静时心率	103 次/分	安静时血压	139/98 mmHg
AT 时心率	114~133 次/分	呼吸商（RER）	1.15
AT 时耗氧量	10.2~19.51 ml/(kg·min)	峰值分钟通气量	60.8 L/min
峰值 VE/VCO$_2$	34.9	峰值心排量	10 L/min
最高心率	184 次/分	最高血压	169/96 mmHg
峰值摄氧量	23.97 ml/(kg·min)	标准值	99%
峰值代谢当量	6.2 METs	运动后1 min心率恢复	98 次/分

结果描述：运动中血压反应：正常；运动中心率反应：正常；主观疲劳感觉评分：15分。

结论：平板运动试验：阴性；心肌缺血危险分层：低危；运动风险分层：低危。

2.简易机体功能评估（SPPB）(表3-5-5)

表3-5-5　简易机体功能评估

项目	标准	时间	得分
5次坐起 尽可能快速的从椅子上起立5次，不使用手臂帮助	不能完成		
	≥16.7 s		
	13.7~16.6 s		
	11.2~13.7 s		
	≤11.1 s	9 s	4
串联站立半衡测试 双足不同姿势站立， 全串联站立：足跟对另一足足尖 半串联站立：足跟与另一足踇指平行	平行站立0~9 s或不能完成		
	平行站立10 s 半串联站立<10 s		
	半串联站立10 s 全串联站立0~2 s		
	半串联站立10 s 全串联站立3~9 s		
	全串联站立10 s	≥10 s	4
8英尺（2.44 m）步速 正常步伐行走8英尺，如受试者平时在户外需要使用拐杖或其他行走辅助工具，进行测试时也使用	不能完成		
	≥5.7 s		
	4.1~5.6 s		
	3.2~4.0 s		
	≤3.1 s	2.6 s	4
总分	12		
评估日期	2023 年 3 月 24 日		

3.患者2023年3月每日步数（图3-5-2）

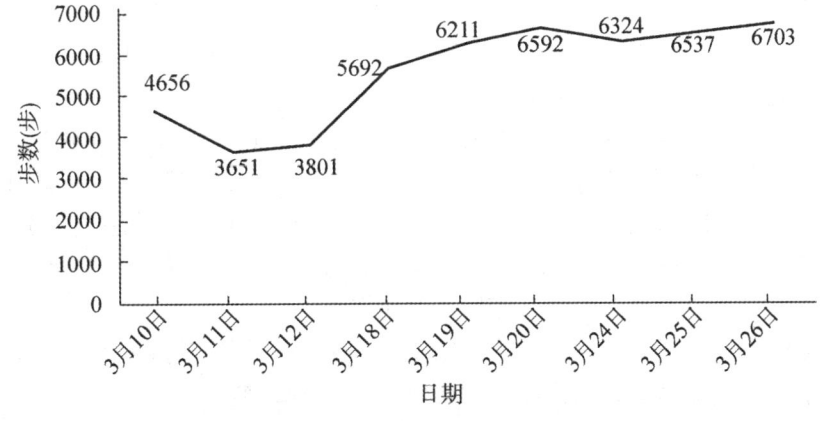

图3-5-2　患者2023年3月运动步数

4.运动能力测试（评估日期：2023年3月29日）：6 min步行试验413 m。

四、心理评估

焦虑自评量表（SAS）：25分（正常范围）；抑郁自评量表（SDS）：34分（正常范围）。

五、健康教育问题

(一)疾病相关知识缺乏

了解自己的疾病及部分诊断,但对自我健康管理知识缺乏,自主通过应用药物减重,但运动量少,基线阶段每日3600~6700步,且未规律运动,应用药物减重后明显抑制食欲,不愿意参加运动训练。

(二)营养评估分析

1. 人体测量:BMI、皮下脂肪含量、腰臀比均提示肥胖症,肌肉含量、肌肉力量均在正常范围,透析间期体重增长<干体重的5%。
2. 问卷调查:营养状况良好。
3. 膳食调查:受药物影响食欲下降,3日均存在能量摄入不足,非透析日蛋白质摄入较充分,含磷食物摄入超出推荐量(800~1000 mg),而透析日存在蛋白质摄入不足,蔬菜类摄入低于推荐量。
4. 实验室检查:高磷血症(磷2.06 mmol/L)、高尿酸血症(血尿酸466 μmol/L)。

六、康复指导

采取以"5E"为核心的康复治疗。

(一)鼓励

和患者建立融洽的护患关系,增强患者对护士的信任感,指导患者正确的运动习惯,建立护患微信群,通过有效沟通,了解患者家庭支持状况,鼓励患者通过合理运动计划,配合饮食管理,实现减重目的。鼓励患者家属参与患者康复运动计划,充分树立患者的信心。

(二)教育

教育患者在减重期间,宜保证充足的热量和适量蛋白质摄入,避免营养不良的风险。

1. 计算标准体重:[157(cm)−100]×0.9(kg)−2.5(kg)=48.8(kg)。
2. 减重期间总热量摄入推荐:依据《中国慢性肾脏病营养临床实践指南》(kidney disease outcomes quality initiative,KDOQI)推荐的25~35 kcal/d,结合《2015年欧洲成人肥胖管理指南》的减重营养建议,每天总热量减500~1000 kcal,推荐热量摄入达到1200 kcal,建议限制饱和脂肪酸、反式脂肪酸摄入。适当提高n-3脂肪酸和单不饱和脂肪酸摄入量;同时减少精制糖的摄入。
3. 蛋白质是构成肌肉的重要营养物质,减重期间不宜减少蛋白质摄入,尤其是优质蛋白。《中国慢性肾脏病营养治疗临床实践指南》摄入推荐量为1.0~1.2 g/(kg·d),合48~58 g/d,其中至少50%来自优质蛋白,合25~30 g/d。
4. 指导患者每日所需以食物蛋白质为基础的交换份份数,其中谷薯类(即主食等)3~4份(含蛋白质12~16 g),瓜类蔬菜200 g(0~1 g蛋白质),叶类蔬菜250 g(4 g蛋白质),水果1份(0~1 g蛋白质),肉、蛋、奶、大豆类4~5份(28~35 g蛋白质),油脂类2份(0 g蛋白质)。
5. 蔬菜是膳食纤维的来源,指导患者保证每日蔬菜摄入量达到交换份推荐量,根据血钾水平酌情调整果蔬摄入量,更新蔬菜烹调模式,密切注意血钾水平变化。
6. 平衡膳食的原则:教育患者三餐规律饮食,保证热量和蛋白质摄入的前提下,减少油脂类、饮料零食的摄入,减少外出就餐,积极配合运动训练,合理减重。

(三)运动

1. 运动训练的原则:早期、渐进、维持、综合。
2. 运动频率:建议步数≥8000步/天。透析间期运动,每周3~4次,每次40~60 min。
3. 运动强度:中等强度,以出现轻度气喘、疲乏及出汗为运动充分的标准。
4. 运动时间:透析间期运动(非透析日)。

5.运动处方

(1)有氧运动:以循序渐进为原则。开始阶段:慢走(步速:每分钟80~100步)15 min;快走(步速:每分钟120~150步)15 min,保证≥8000步/天;逐渐至全部快走,时间至30~40 min。

(2)抗阻运动:通过对患者进行运动负荷测试制定了哑铃抗阻重量。上肢左右交替哑铃:通路侧手臂3 kg,非通路侧手臂5 kg。

【第一节:上肢左右交替哑铃操运动】同时前伸(4个8拍)(图3-5-3),交替高举(4个8拍)(图3-5-4),扩胸运动(4个8拍)(图3-5-5)。

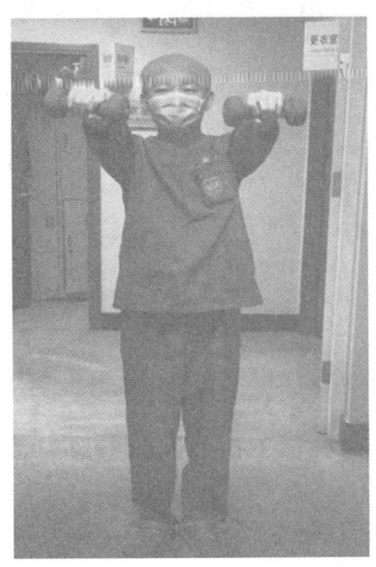
图3-5-3 同时前伸

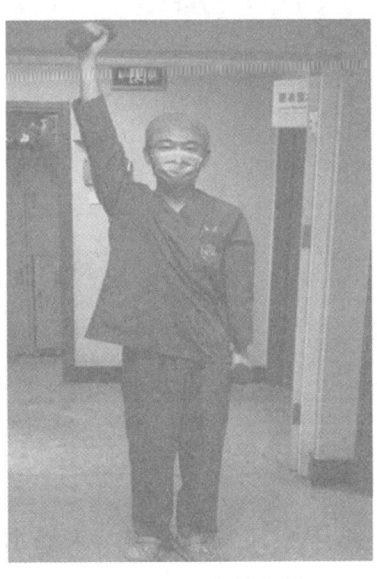
图3-5-4 交替高举

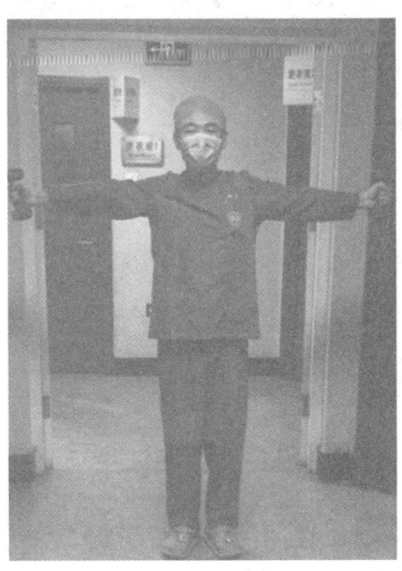
图3-5-5 扩胸运动

【第二节:下肢弹力带抗阻训练】下肢交替外展(4个8拍)(图3-5-6)。

【第三节:双脚交替弹力带拉伸运动】左右脚分别做勾脚尖、绷脚尖动作,各4个8拍(图3-5-7及图3-5-8)。

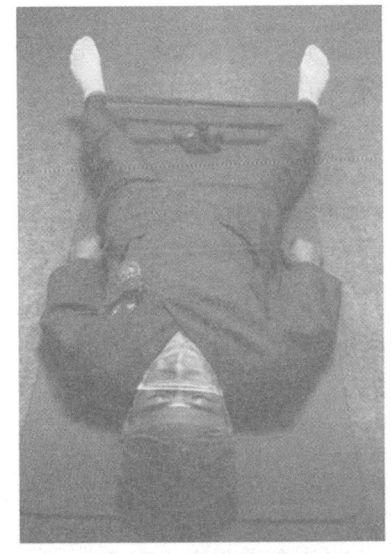
图3-5-6 下肢交替外展

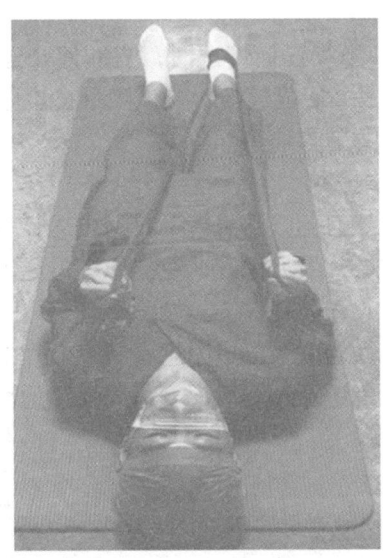
图3-5-7 双脚交替弹力带拉伸运动(绷脚尖)

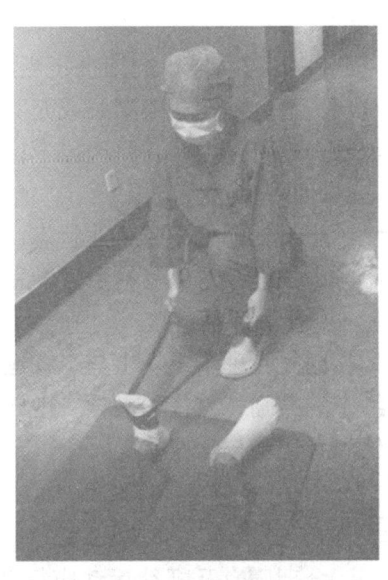
图3-5-8 双脚交替弹力带拉伸运动(勾脚尖)

（3）有氧结合抗阻运动：

【第四节：空中自行车运动】4个8拍（图3-5-9）。

（4）灵活性训练

【第五节：活动手腕、脚腕、膝关节、腰部】（图3-5-10及图3-5-11）

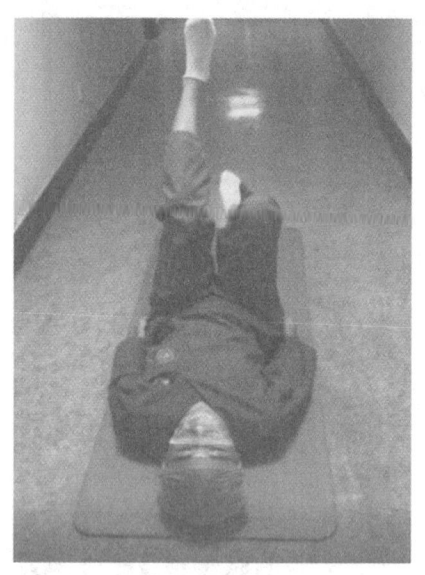
图3-5-9　空中自行车运动

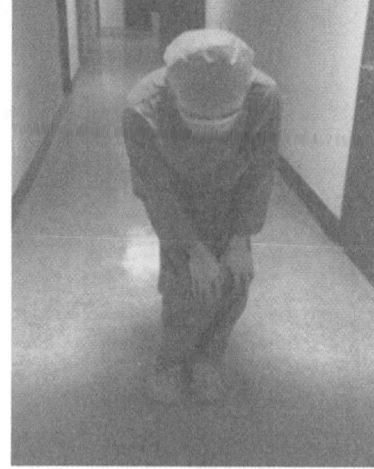
图3-5-10　活动膝关节

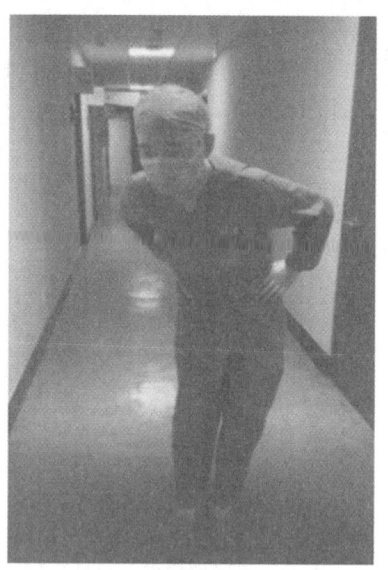
图3-5-11　活动腰部

6.运动后主观疲劳感觉评分：基于心肺耐力评估结果显示该患者属于运动低危，建议以11～16分为宜。

7.运动注意事项

（1）运动前评估血压、心率：如果出现血压＞180/100 mmHg或＜90/60 mmHg、心率＞100次/分、透析间期体重增长＞干体重的5%、虚弱无力、严重心前区不适等情况，避免运动。

（2）指导患者不宜空腹运动。

（3）运动过程中注意衣物宽松、舒适，并注意运动前、后加强血管通路的物理评估，避免血栓形成。

（4）运动停止的指征：当出现下列任何情况时，立即停止运动。①胸、臂、颈或下颌等部位有烧灼痛、酸痛、缩窄感或充实感；②明显气喘，交谈困难；③心律不齐或心率过快；④明显头晕、黑矇、周身无力；⑤肌肉痉挛；⑥关节疼痛等。

（四）就业

患者目前处于未就业状态，但平日不以"患者"身份自居，尽可能增强自身活动能力，为家庭服务。护理中对患者给予鼓励和支持，最大程度地建立患者重返工作的信心和目标。

（五）评估

康复管理小组护士与患者建立微信联系群，为患者制定合理的运动处方，做好患者运动康复训练中的鼓励、监督和指导。指导患者记录运动日记，每周反馈运动效果，每个月进行膳食调查，评估患者运动与营养状况。

七、效果观察

合理膳食及规律运动康复2个月后，护士对患者再次进行了3日饮食食谱调查（表3-5-6），评估每日运动情况（图3-5-12），评估运动后主观疲劳感觉评分（图3-5-13），复查血生化指标

（表3-5-7），并进行了人体测量及运动能力测试。

（一）3日膳食称重记录单

表3-5-6　3日膳食称重记录单

日期：2023年4月14—16日

第1天（透析日）		第2天（非透析日）		第3天（周末）	
食物	食物的量（g）	食物	食物的量（g）	食物	食物的量（g）
早餐		早餐		早餐	
温水	100	温水	100	温水	150
煮鸡蛋	55				
午餐		午餐		午餐	
猪柳蛋汉堡：面包	50	草莓	200	清蒸鲈鱼	200
芝士	15	牛奶	220	红烧肉	200
猪肉饼	100	鸡蛋清	80	网纹瓜	100
蛋	50	火鸡腿肉	30	米饭	75
温水	150	酱牛肉	40	炒豆芽	30
晚餐		晚餐		晚餐	
炸酱面 面条（熟）	75	清蒸鲈鱼	200	草莓	200
猪肉（肥瘦）	50			牛奶	200
炸酱	10				
黄瓜丝	20				
绿豆芽	10				
黄豆	10				
温水	150				
油脂：20 g　盐：5 g　酱油：10 ml		油脂：10 g　盐：5 g　酱油：10 ml		油脂：20 g　盐：5 g　酱油：10 ml	
以下由医师/护士计算后填写：					
第1天					
能量 1015.3 kcal	蛋白质 53.4 g	优质蛋白 44.3 g	碳水化合物 59.7 g	脂肪 63.5 g	
钙 144 mg	磷 568 mg	钾 918.8 mg	钠 3008 mg	水 683 ml	
第2天					
能量 763.7 kcal	蛋白质 92.8 g	优质蛋白 90.2 g	碳水化合物 26.4 g	脂肪 32.9 g	
钙 705.8 mg	磷 1188.7 mg	钾 1528.5 mg	钠 3525.86 mg	水 828 ml	
第3天					
能量 1446.5 kcal	蛋白质 74.7 g	优质蛋白 69.6 g	碳水化合物 47.11 g	脂肪 107.9 g	
钙 550.1 mg	磷 1089 mg	钾 1375.5 mg	钠 3035 mg	水 847 ml	

注：食谱计算采用开同食谱计算器。

（二）运动干预后每日步数

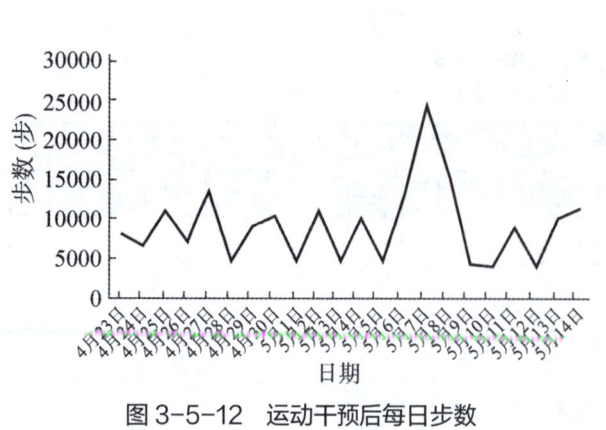

图 3-5-12　运动干预后每日步数

图 3-5-13　运动后主观疲劳感觉评分

（三）患者 2023 年 4—6 月血生化指标

表 3-5-7　患者 2023 年 4—6 月血生化指标

日期	血红蛋白（g/L）	白蛋白（g/L）	甘油三酯（mmol/L）	胆固醇（mmol/L）	高密度脂蛋白胆固醇（mmol/L）	低密度脂蛋白胆固醇（mmol/L）	钙（mmol/L）	磷（mmol/L）
4月17日	111	43.2	2.65↑	3.51	0.80↓	2.22	2.28	1.46↑
5月15日	107	45.4	2.60↑	3.32	0.78↓	2.01	2.32	1.48↑
6月12日	109	45.1	2.24↑	3.31	0.91↓	2.18	2.40	1.44

日期	钾（mmol/L）	尿酸（μmol/L）	T-CO_2（mmol/L）	CRP（mg/L）	iPTH（pg/ml）	Kt/V	URR（%）	铁蛋白（ng/ml）	转铁蛋白饱和度（%）
4月17日	4.53	348	24.8	—	413.2	—	—	—	—
5月15日	4.39	353	25.6	2.9	399.1	—	—	—	—
6月12日	4.26	336	23.4	—	333.4	1.47	72.2%	375.6	19.64%

注：T-CO_2：总二氧化碳；CRP：C反应蛋白；iPTH：全段甲状旁腺激素；Kt/V：周尿素清除指数；URR：尿素下降率。

（四）人体测量

BMI 27.39 kg/m²（超重），腰臀比 0.92（腹部肥胖）（评估日期：2023 年 6 月 16 日）。

（五）运动能力测试

6 min 步行试验 609 m（评估日期：2023 年 6 月 16 日）。

八、护理体会

本案例中，护理人员评估了患者的心肺耐力，在此基础上应用指南为患者量身定制了血液透析间期的运动处方。饮食方面由于患者急于减重，蛋白质摄入明显不足，并且不进食早餐，在记录 3 日饮食记录单后，护士给予健康宣教，指导患者合理膳食：控制磷的摄入，增加蛋白质的摄入，规律一日三餐。在坚持运动方面，应用 5E 康复管理原则，建立微信群，宣讲正确科学运动的方法及主要健康获益，指导患者坚持规律运动。通过护患双方的共同努力，患者 BMI 从 30.04 kg/m² 下降至 27.39 kg/m²，血生化指标也得到明显改善，基本达到减重的预期目标。患者也表示要继续坚持通过自身行为改变的方式，达到最终减重目标。

（张玮琳　王　颖）

【参考文献】

[1] WS/T 557—2017 慢性肾脏病患者膳食指导.
[2] 马迎春. 我国成人慢性肾脏病患者运动康复的专家共识. 中华肾脏病杂志, 2019, 35（7）: 537-543.
[3] 马迎春. 慢性肾脏病患者运动康复的管理. 肾脏病与透析肾移植杂志, 2022, 31（4）: 353-354.
[4] 中华医学会糖尿病学会. 中华医学会糖尿病学会关于代谢综合征的建议. 中国糖尿病杂志, 2004, 12（3）: 156-161.
[5] Yumuk V, Tsigos C, Fried M. European guidelines for obesity management in adults. Obes Facts, 2015（8）: 402-424.
[6] Ikizler T A, Burrowes J D, Byham-Gray L D, et al. KDOQI clinical practice guideline for nutrition in CKD. Am J Kidney Dis, 2020, 76（3）（suppl 1）: S1-S107.
[7] Leong D P, Teo K K, Rangarajan S, et al. Reference ranges of handgrip strength from 125, 462 healthy adults in 21 countries: a prospective urban rural epidemiologic（PURE）study. J Cachexia Sarcopenia Muscle, 2016, 7（5）: 535-546.
[8] 中国医师协会肾脏内科医师分会，中国中西医结合学会肾脏疾病专业委员会营养治疗指南专家协作组. 中国慢性肾脏病营养治疗临床实践指南（2021版）. 中华医学杂志, 2021, 8（101）: 539-558.

第六节　一例维持性血液透析患者冠状动脉旁路移植术后的运动康复管理

【摘要】 本个案通过对一例维持性血液透析（MHD）合并冠状动脉旁路移植术后的患者进行运动康复干预，经医学评估，制定运动处方，实施运动康复干预等措施，达到改善患者机体功能、实现回归家庭和社会的目的。

【关键词】 维持性血液透析；冠心病；冠状动脉旁路移植术；运动康复

一、病例简介

（一）现病史

患者男性，48岁，2012年8月因"发现肾功能不全10月余，胸闷、憋气伴恶心、纳差5天"于当地医院门诊检查发现肌酐、尿素氮升高（血肌酐536 μmol/L，血尿素氮20.2 mmol/L），眼底检查可见硬性渗出，诊断"慢性肾功能不全急性加重、急性左心衰竭、恶性高血压"，于2012年8月31日行颈内静脉置管术，行连续性肾替代治疗（continuous renal replacement therapy, CRRT），后胸闷、憋气较前缓解，于2012年9月11日行动静脉内瘘成形术，并给予扩冠、纠正贫血等对症支持治疗，病情好转出院。

2017年11月16日，患者因"发作性胸痛"入住我院心内科，行冠状动脉造影术。结果显示：左冠状动脉主干：体部狭窄50%，远段分叉处狭窄60%；前降支：开口狭窄80%，近段狭窄50%；左回旋支：开口狭窄70%，中段狭窄50%；右冠状动脉：全程粥样硬化、钙化狭窄，近段狭窄80%，远段偏心狭窄95%。于2017年11月28日在全麻下行肺体外循环下冠状动脉旁路移植术，手术顺利，术后转入监护室。

既往史：患者既往吸烟史20余年，每天1包；高血压病史10余年，最高250/186 mmHg，平时服用"倍博特"1片qd；尿毒症病史5年，每周一、三、五行规律血液透析，否认肝炎病史，无结核病史，否认疟疾病史，否认糖尿病、脑血管疾病、精神疾病史。

患者动静脉内瘘启用时间为2012年10月22日。

（二）近1个月主诉及病情变化

1. 主诉：胸闷、憋气、胸痛3年，加重10余天。
2. 近1个月（2017年11月）透析前、后血压变化：血液透析治疗上机前波动在（132～171）/（85～102）mmHg；下机后波动在（125～152）/（82～96）mmHg。
3. 近1个月（2017年11月）超滤量：3200～3800 ml。
4. 睡眠状态：尚可。
5. 二便情况：大便正常，小便100 ml/d。

（三）体格检查

体温36℃，脉搏66次/分，呼吸21次/分，血压153/94 mmHg，身高177 cm，体重79 kg，双肺呼吸音粗，可闻及湿啰音，心律齐，腹软，无压痛、反跳痛，下肢轻度水肿。

血管通路物理检查　视诊：皮肤完整性良好，血管走行平直，无红肿、破损、硬结及皮疹表现。触诊：双手皮温正常，吻合口及瘘体震颤良好，穿刺区域血管弹性良好。听诊：可闻及内瘘血管杂音弥漫、连续、低调、收缩期/舒张期均存在。举臂试验（－），搏动增强试验（－）。

（四）近3个月实验室检查（表3-6-1）

表3-6-1　2017年9—11月生化指标

日期	血红蛋白（g/L）	白蛋白（g/L）	钙（mmol/L）	磷（mmol/L）	钾（mmol/L）	T-CO$_2$（mmol/L）	血糖（mmol/L）
9月	—	—	—	—	—	—	—
10月	91↓	—	2.08↓	3.69↑↑↑	4.28	20.2↓	—
11月	94↓	42.5	2.17	1.91↑↑	5.26	18.2↓↓	5.85

注：T-CO$_2$：总二氧化碳。

（五）辅助检查

1. 十二导联心电图检查：窦性心律，提示左心室肥大，ST-T段改变。
2. 心脏超声检查：EF 56%。左房扩大，左室扩大，右房扩大，左室心肌肥厚，主动脉瓣反流（轻微），二尖瓣反流（轻度），三尖瓣反流（轻微），左室舒张功能减低，心包积液（微量）。
3. 其他影像学检查：胸部X线片示双肺纹理增重，心影增大。

（六）诊断

冠状动脉粥样硬化性心脏病
　　窦性心律
　　心界扩大
　　心功能2级
高血压（3级，极高危）
慢性肾病5期
　　维持性血液透析
　　代谢性酸中毒
　　高磷血症
　　肾性贫血
　　高磷血症

（七）透析治疗方案

HD：3 次 / 周；HDF：3 次 / 月；血流速度 180～200 ml/min，透析液流速 500 ml/min。透析液处方：钠 138 mmol/L、钙 1.25 mmol/L、钾 2.0 mmol/L。抗凝方案：低分子肝素钠注射液 3000 IU/ 次，透析前静脉注射。静脉药物：左卡尼汀 1.0 g/ 次，透析后静脉注射，3 次 / 周；促红细胞生成素 10000 IU/ 次，透析后静脉注射，1 次 / 周。患者口服药物见表 3-6-2。

表 3-6-2　患者口服药物列表

药物作用	名称	剂量	用法
改善营养	叶酸	10 mg	3 次 / 日
控制 SPTH	碳酸镧	500 mg	3 次 / 日（餐中）
	骨化三醇	0.25 μg	1 次 / 日（睡前）
	西那卡塞	50 mg	1 次 / 日
纠正贫血	多糖铁	300 mg	1 次 / 日
控制血钾	环硅酸锆钠散	10 g	必要时
控制血压、心率	酒石酸美托洛尔	25 mg	1 次 / 日
降尿酸	非布司他	40 mg	1 次 / 日
降血脂	阿托伐他汀钙片	10 mg	1 次 / 日
纠正酸中毒	碳酸氢钠	1 g	3 次 / 日

注：SPTH：甲状旁腺功能亢进。

二、运动相关评估

（一）术前运动评估

6 min 步行试验：351 m；Berg 平衡量表：54 分；日常生活活动能力量表（ADL）评分：100 分；徒手肌力检查（manual muscle test，MMT）评分：四肢肌力均为 5 级；关节活动度：各大关节活动范围均正常。

（二）心肺运动耐力试验

风险较高，患者拒绝测试。

三、健康教育问题

1. 知识缺乏：了解自己的疾病及部分诊断，但对运动康复相关知识缺乏，害怕运动导致病情加重，喜静坐，拒绝心肺运动试验。

2. 不良生活习惯：吸烟史 20 余年，每天 1 包。

四、运动康复

（一）I 期康复

床上运动均在心电监护下完成，运动时心率增加不超过基础心率的 20%，收缩压下降不超过 20 mmHg 或收缩压应小于 180 mmHg，血氧饱和度不低于 90%，心电监护示 ST 段压低小于 0.1 mV 或抬高小于 0.2 mV；下床活动时患者出现持续心慌、憋气、心前区疼痛等不适时，立即停止运动。

1. 患者转入术后 ICU 期间的治疗

（1）术后第 3 天，患者经口插管机械通气，PSV 模式下进行体外膈神经电刺激治疗（每日 1 次，每次 15～20 min），见图 3-6-1；手法引导腹式呼吸训练，见图 3-6-2。

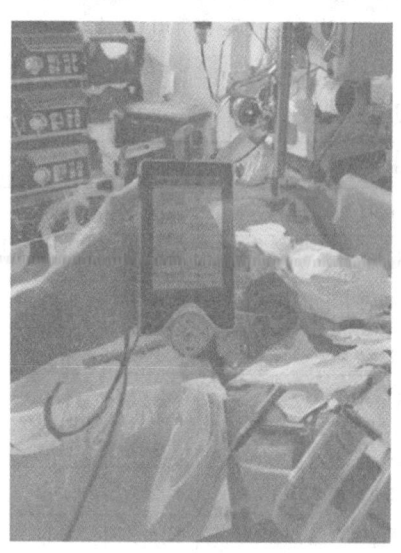

图 3-6-1　PSV 模式下进行体外膈神经电刺激治疗

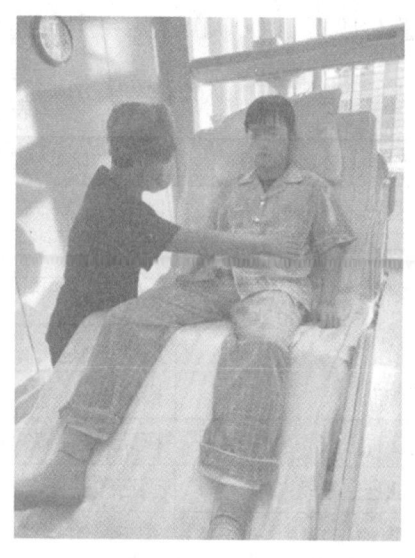

图 3-6-2　手法引导腹式呼吸训练

（2）与 ICU 护士一同制订体位管理方案，实施抗重力运动（床上沙滩椅坐位，床边坐位，电动起立床等，图 3-6-3），优化通气血流比，预防肺不张及胸腔积液的发生。

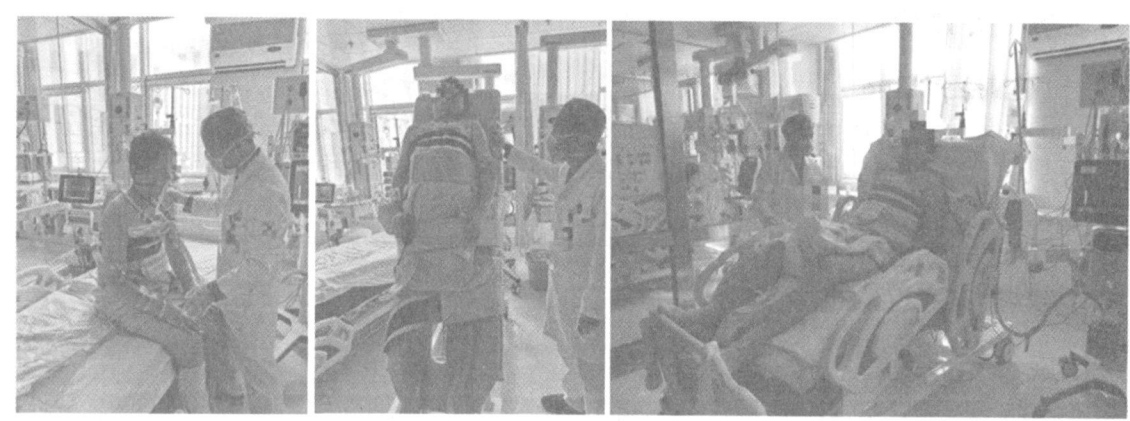

图 3-6-3　抗重力运动训练（左图为床边坐位，中图为电动起立床，右图为床上沙滩椅坐位）

（3）针对患者气道分泌物增多，采取体位引流、振动排痰等气道廓清技术（图 3-6-4）。

（4）对患者进行关节活动度训练、肌力训练、神经肌肉电刺激治疗等。

2. 患者转入普通病房：术后第 7 天，患者从 ICU 转入普通病房，监护设备继续运行，康复治疗序贯。

（1）继续强化呼吸训练：压力阈值呼吸训练器（中等阻力 4～5 档）等。

（2）继续强化全身肌肉力量：下肢功率自行车（共 20 min，热身 5 min →低阻力 5 min →中等阻力 5 min →放松 5 min）（图 3-6-5）、床边坐起训练等（峰值耗氧量 VO_{2peak} 30%～45%）（图 3-6-6）。

（3）双股弹力带训练（图 3-6-7）

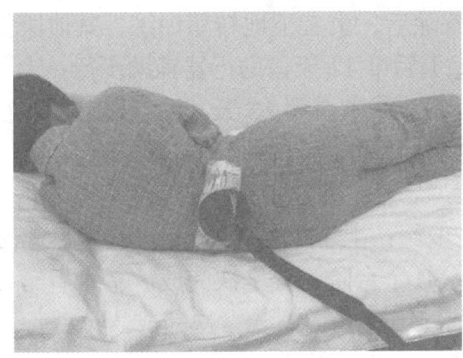

图 3-6-4 振动排痰

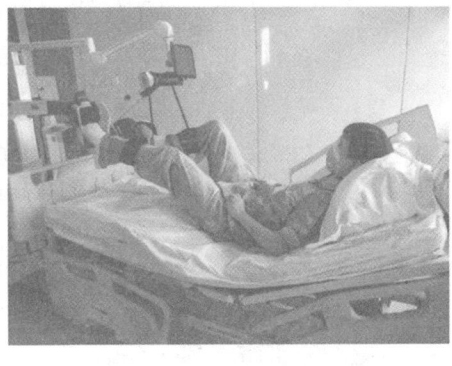

图 3-6-5 下肢功率自行车

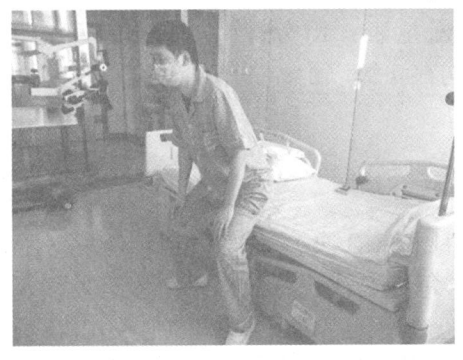

图 3-6-6 床边坐起训练

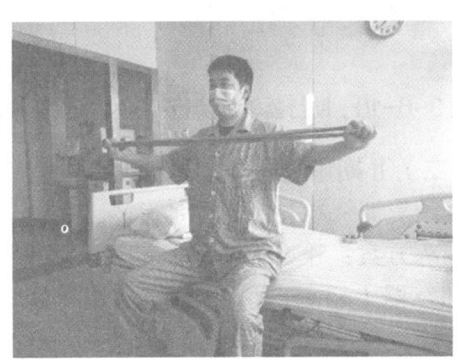

图 3-6-7 双股弹力带训练

（4）平衡协调性训练：坐平衡垫训练，见图 3-6-8；坐位接球训练等，见图 3-6-9。

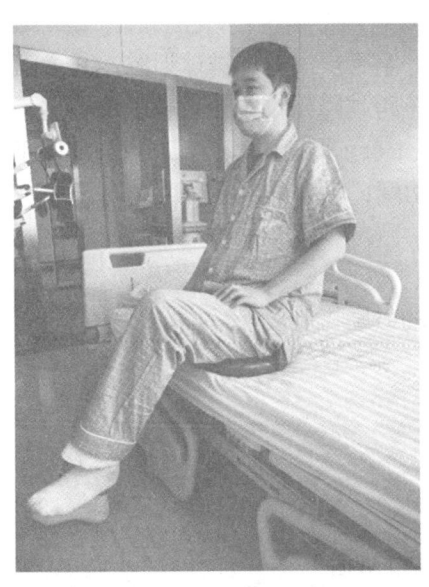

图 3-6-8 坐平衡垫训练

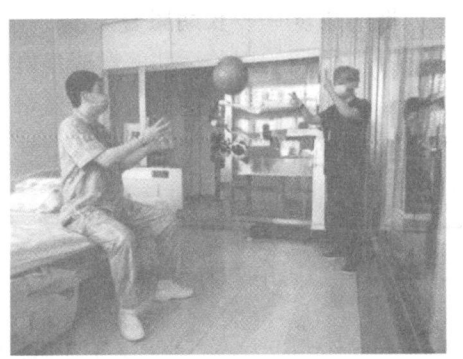

图 3-6-9 坐位接球训练

（5）辅助牵伸训练：强化头颈部及躯干牵伸，由于开胸术后患者会经历一定的卧床制动过程且需要固定带包扎和（或）辅具固定胸廓，极易造成患者躯干及肩胛带的软组织紧张甚至挛缩，所以需要专业人员指导患者或家属辅助对相关肌肉例如斜方肌、胸大肌、背阔肌、腹部肌肉等进行牵伸，促进患者运动功能的恢复。

第三章 透析患者运动处方案例指导 | **121**

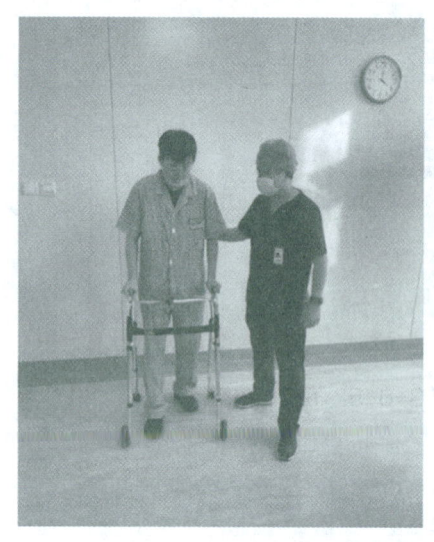

图 3-6-10 助行器辅助步行

3. 监护设备撤除后，患者下地转移训练，其他康复治疗措施序贯进行。①术后第 11 天，助行器辅助步行：上下午各 5 min（图 3-6-10）。②术后第 13 天，助行器辅助步行：上下午各 8 min。③术后第 14 天，助行器辅助步行：上下午各 10 min。④术后第 17 天，独立步行：上下午各 5 min。⑤术后第 20 天，独立步行：上下午各 10 min。⑥术后第 21 天，台阶训练：一层，30 个台阶，分 2 次完成。⑦术后第 24 天，台阶训练：一层半，45 个台阶，分 3 次完成。

根据患者主观疲劳感觉程度——Borg 疲劳量表，患者胸廓固定辅具允许暂时卸除。

4. Ⅰ期康复出院前运动功能评估：6 min 步行试验：378 m；Berg 平衡量表：45 分；ADL 评分：70 分；MMT 评分：四肢肌力均在 4 级以上；关节活动度：各大关节活动范围均正常。

（二）Ⅱ期康复——居家康复

1. 康复训练方案：抗阻训练

训练方案：呼吸肌训练＋有氧运动＋抗阻训练（每周 2～3 次）。①吸气肌训练——压力阈值呼吸训练器（power-breathe，中高等阻力 5～7 档），每日 2 次，每次 4 组，每组吸气 5 个（根据患者耐受程度和反应）。②有氧训练——可穿戴运动检测设备，每日步数 2500～4000 步；慢跑 200～500 m。③抗阻训练——上肢过肩举哑铃（2 kg），左右各 50 个，可穿戴运动设备检测。

2. 牵伸训练/柔韧性训练（每日）：①坐位时对侧手上举体侧屈（屈曲侧可有支撑），保持 20 s 或呼吸 5 下，重复 2～4 次。②坐位（建议椅子高度 40～45 cm）体前屈，双手触脚后跟，保持 20 s 或呼吸 5 下，重复 2～4 次。③坐位椅后垫枕，头颈后仰，双手交握过顶上举，躯干后仰，保持 20 s 或呼吸 5 下，重复 2～4 次。

3. 功能活动性训练：①平衡协调性训练：踩平衡垫，一字弓步站立，排球训练。②ADL 训练：摸高训练—挂衣服，平衡训练—站位回头看，爆发力训练—跨越障碍物（一只鞋子）等。

4. Ⅱ期康复运动功能评估：6 min 步行试验：458 m；Berg 平衡量表：55 分；ADL 评分：95 分；MMT 评分：上肢肌力 4 级，下肢肌力 5 级；关节活动度：各大关节活动范围均正常。

（三）Ⅲ期康复——长期康复

1. 坚持Ⅰ、Ⅱ期的相关运动，形成良好的运动习惯。
2. 由于该患者来院定期透析，易于监督，建立个性化的鼓励机制。
3. 尝试高强度（相对的）间歇训练方式。

五、效果观察

患者手术前、后功能对比见表 3-6-3。

表 3-6-3 患者手术前、后功能评估

	6 min 步行试验（m）	Berg 平衡量表	ADL 评分	MMT 评分	各大关节活动范围
手术前	351	54	100	5 级	正常
Ⅰ期康复后	378	45	70	四肢肌力均为 4 级	正常
Ⅱ期康复后	458	55	95	上肢肌力 4 级，下肢肌力 5 级	正常

注：ADL：日常生活活动能力；MMT：徒手肌力检查。

六、护理体会

血液透析是尿毒症患者维持生命的有效治疗方法之一，随着医疗技术的不断进步，MHD 患者的生存时间、生活质量不断提高。然而，长期血液透析患者合并冠心病的风险高达 40%～70%，导致心肌缺血、心律失常、心力衰竭甚至猝死，严重影响患者预后，其 5 年生存率明显下降。MHD 患者合并冠心病后采取冠状动脉旁路移植术，术后进行运动康复训练，极大改善了患者的功能障碍，提高了 ADL 水平。

（任明磊　崔　莉）

【参考文献】

[1] 宁艳娇. 冠状动脉搭桥患者疾病不确定感的影响因素及持续性康复指导的效果研究. 天津：天津医科大学，2014.
[2] 胡盛寿，高润霖，刘力生，等.《中国心血管病报告 2018》概要. 中国循环杂志，2019，34（3）：209-220.

小　结

随着维持性血液透析（MHD）患者透析龄的延长，往往伴随各种临床并发症，包括贫血、酸中毒、钙磷代谢紊乱、营养不良甚至肌少症等。文献显示，超过 60% 的 MHD 患者处于长期不运动状态，常表现为不同程度的功能障碍，包括生理功能下降、心理认知功能障碍、生活质量评分下降，极大增加了心血管不良事件及住院和死亡的风险。研究显示，运动康复可以改善生理功能，提高心肺耐力，缓解焦虑抑郁，减少肌少症，提升生活质量。

对 MHD 患者实施康复的桥梁包括鼓励（encouragement）、教育（education）、运动（exercise）、就业（employment）、评估（evaluation），即"5E"。其中，运动康复是"5E"的核心内容。

本章展示了几例 MHD 患者实施运动康复的典型案例。通过分析患者饮食和运动习惯，为患者制定个体化的膳食指导和运动康复处方，包括运动强度、运动频率、运动时间和运动模式等，通过实施运动康复前教育、鼓励和评估，运动过程中的指导和监督，运动后的再评估，实现运动康复，改善 MHD 患者的生理功能和心肺耐力，降脂减重，增加肌肉含量，提高日常生活活动水平。

（马迎春）